杉山流三部書

杉山和一　原著
伴　尚志　現代語訳

たにぐち書店

三部書　原序

　疾病を治療する方法は非常に多いが、その大要は鍼灸と薬石の二道を出ることはない。なぜか。人身は、内外が一体であり表裏が一貫しており、気血が運行され脈絡が貫通されるのは、全てひとつの精気によって営まれ運行されているからである。このような身体を治療していくには、それぞれの場所に最もあった治療法をその都度とっていくべきであり、また、それぞれの方法の中で治療の限界を作るべきではない。《素問》に、毒薬〔漢方薬〕でその中を攻め鍼灸でその外を治療する、とあり、また《扁鵲《へんじゃく》伝》には、病が血脈にあるものは鍼灸治療の範囲であり、病が腸胃にあるものは酒醪〔漢方薬〕による治療範囲である、と語られている。内外一体の理は、ここから推察していくべきである。

　このような次第で、鍼灸の法が世に行なわれて、すでに長い年月が経過してきた。古くは、《素問》《霊枢》《鍼灸甲乙経》《千金方》《外台秘要》にその記載があり、時代を下ると《銅人鍼灸図》《明堂鍼灸経》《徐氏鍼灸経》《鍼灸資生経》《鍼灸聚英》《扁鵲鍼灸神応経》《十四経発揮》の類が著わされ、枚挙にいとまがないほどある。しかし、書籍には法則が述べられているだけで、術はその法則を運用することにその関鍵があるのだから、非常に深く精魂を傾けることのできる人物でなければ、この道の精妙を会得することはでき難い。

古い昔の話しはさておいて、延宝年間〔一六七三年～一六八〇年〕に、杉山和一という人物がいた。卓絶奇偉の人〔勢州津の藩士で、父を杉山権右衛門という〕で、幼少のときから江戸に出て鍼を山瀬琢一について学んだ。琢一はその術を京師の入江良明に学び、良明は、鍼をその父の頼明によって伝授されている。頼明は、豊臣秀吉の医官であった岡田道保から鍼法を伝授されている。和一は初め非常に愚鈍であった。師である琢一が順々に経絡と経穴を教えていっても記憶することもできなかった。そのため琢一は怒って、和一を追い出してしまった。

和一はこれによって非常に発憤し、江ノ島の天女の祠に籠って祈り、飲食を断って七日、「私の名を世に発することができれば、それは神の賜であります。もし術が成らないのであれば、速やかにこのまま生命を絶ってください。」と誓ったのである。七日間が過ぎ、苦しんで死にかかったとき、和一は恍然として鍼と鍼管とを授けられたのであった。これに従って精思刻苦し、大いに覚るところがあり、終にはその名を天下に轟かせるに至った。

徳川厳有公はその名声を聞いて和一を城に呼び寄せ、後継ぎの常憲公の病の治療をさせたところ、和一の鍼によってすこぶる効果を得ることができた。そこで公は和一に「何か欲しいものはないか」と聞いたところ、和一は、「私はこの世の中で特にこれといって欲しいものはありません。しかしもしでき得ることなら一つ目が欲しいと思います。」と答えた。公はこれを聞いて和一を憐れみ、本所の一つ目を下賜し、五百石の祿を給付した。これは後に増加して八百石になっている。また、特命として関東の総検校の地位を与え、研修所を建てた。この研修所は、鍼治講習所と名付けられ、全国より門人が集まったため、一つの鍼の流派を開くに至る。これを、杉山流という。

その著述には三部があり、一つを大概集〔鍼の刺鍼法と病理論を説く〕といい、二つめを三要集〔鍼の補瀉と十四経の理〕といい、三つめを節要集〔先天・後天・脉論〕という。この書は畢生の精力をもって鍼法の秘蘊を述べたものであり、手箱の中に秘蔵されていた。

今この明治十三年に、前の検校明石野亮と和一の十九世孫昌大とが相談の上、官に乞い基準となるものを作成することになった。また、書き写される過程で間違って伝えられ人命を損なうことになるのを恐れ、さらに校正を加えて印刷し世に交付することとなった。ああ、亮は、先師の遺法をここに伝えることができただけでなく、この道を学ぶものに、その疑義を始めて解かしめ、理解し難い理も自ずから明確に理解できるようになさしめることができた。

この書は、真に鍼治療家の秘伝を伝え膏肓の巣穴〔①難病の巣くう場所　②鍼治療において理解し難い暗部〕を根絶やしにする力を持っているのである。このような書物を刊行することは、まさに世に裨益すること非常に大であると信じる。亮と昌大の二人がこの書を刊行するに至り、彼らの慈航の徳・済世の効はいつまでも亡びることがないであろう。これをもって序にかえる。

明治十三年二月穀旦　　儲宮直舎にて書す

今村　亮

◆凡例

・原文中に注してあるものは〔 〕で閉じた。
・訳者が注したものは﹇ ﹈で閉じた。
・読みは（ ）で閉じた。
・使用経穴名は、以下のとおりに改めた。

徑始 → 少衝〔徑始〕
絶陽 → 商陽〔絶陽〕
髃髎 → 章門〔髃髎〕
肝募 → 期門〔肝募〕
曲節 → 少海〔曲節〕
陰蹻 → 照海〔陰蹻〕
窓篭 → 天窓〔窓篭〕

・原文中に虎口三関の言葉が出てくるが、その説明がなされてないので、文末に付録として、虎口三関の診法を《鍼灸大成》より訳出した。

◆総目次

療治の大概集　巻の中……52

選鍼三要集

医学節用集

付録・《鍼灸大成》にみる虎口三関の診法

◆図表目次

療治の大概集

療治の大概集　巻の上

◆補瀉の方法

一、補法は吐くときに鍼を入れ、吸うときに鍼を抜き、抜鍼後穴を揉む。

一、瀉法は吸うときに鍼を入れ、吐くときに鍼を抜き、抜鍼後穴を揉まない。

◆押し手の方法

一、押し手は強すぎず弱すぎず、鍼を抜くまで動かしてはいけない。強く押して気持ちよく感じるものは虚であり、痛がるものは実である。

◆撚鍼の方法

一、撚鍼の方法は非常に大切である。撚鍼の方法には補と瀉の違いが有り、これによって生死まで関わってくる。気を引き下すためには左方向に撚鍼し、気を引き上げるためには右方向に撚鍼する。蓮の糸で鉄や石を撚り通すようなイメージで行なう。手の内を柔らかくして、今行なっているのが順方向なのか逆方向なのかをよく考えながら撚鍼していけば、治らない病気はない。

◆四季の鍼

一、春夏には浅く刺し、秋冬には深く刺す。春や夏は陽気が上にあるため人の気も上にある、そのために浅く刺すのである。秋や冬は陽気が下にあるため人の気も下にある、そのために深く刺すのである。これが、四季に応じて鍼を用いる際の浅深の方法である。

◆男性女性による施鍼方法の違い

一、男性は陽であり、外側に気が甚だしい。男性に鍼をするときは手を軽くして、穴を押し鍼を浅く刺す。

一、女性は陰である。内側に気が甚だしい。女性に鍼をするときは手を重くして、穴を押し鍼を深く刺す。

◆折鍼

一、腹部で折鍼したときは、押し手を離してはいけない。折鍼した鍼の折れ目が腹部の皮膚と同じ高さにある場合は、そのままにしていた押し手をさらに強く押して鍼を押し出すようにするとよい。折鍼した鍼の折れ目が腹部の皮膚より皮膚一枚分くらい深い場合は、病人が絶対に動かないよう注意しながら、折鍼した鍼がある穴の下方に新たに鍼を刺すと、折鍼している方の鍼も自然に出てくるものである。腹部で折鍼した場合、病人が少しでも動くと折れた鍼が横を向いてしまって出難くなるので注意する必要がある。また、腹部のどこで折鍼したとしても、気海穴の両側三寸半の場所に鍼を刺せば、折れた鍼は自然に溶けて無くなる。また折れた鍼を内へ引くときは神闕穴に刺す。男性は逆方向に女性は順方向に刺す。折れた鍼が肉の内部にあるときは、鼠の脳を砕いて塗ったり白梅を噛み砕いて塗ると出てくるものである。

◆抜けない鍼

一、刺鍼した後で鍼が抜けなくなることがあるが、これは病人の気が集まってくるためである。このような場合は先ず病人の気持ちを鎮めて気を弛めさせ、自分も気持ちを鎮めて病人と話しなどをしながら、鍼口を少し叩いたり刺入したりしながら抜鍼する。このようにしても自然に抜鍼できないときは、抜けなくなった鍼の下一寸くらいのところに別に新たに刺鍼すれば、十に一つも抜けないということがない。

◆刺鍼後の痛み

一、どのような場所でも、刺鍼後に筋が張って痛むことがある。これは鍼をしたことによって局所に気が滞ったためになるのである。そのような場合は、刺鍼後の痛みの出ている経絡の、上か下に一寸くらい間隔をあけて別に新たに刺鍼すれば必ず痛みが取れる。

◆刺鍼してはいけない場合

一、大量に飲酒して酔っている人に、そのまま鍼をしてはいけない。

一、非常に腹を立てている人に、そのまま鍼をしてはいけない。

一、身体を非常に使い疲れきっている人に、そのまま鍼をしてはいけない。

一、食べすぎて腹が脹っている人。

一、非常に飢えている人。

一、非常に口渇のきつい人。

一、高熱があり、その熱気が非常に強い人。

一、ダラダラ発汗し、非常に多く汗が出る人。

一、判り難い脉で、脉の乱れの激しい人。

一、姿形が弱り、病気にも勢いがなくなっている人。

一、非常に驚いたり非常に恐がったりした人は、その気を落ち付けさせてから刺鍼する。馬や車や乗物などに乗ってきた人は、食事をする時間くらい寝かせて休ませてから刺鍼する。

◆禁　穴

一、五里　肘の上三寸、大筋の間にある。

一、承泣　目の下七分、瞳の通りにある。

一、気衝　臍の下八寸から横へ一寸五分にある。

一、箕門　膝の上八寸、動脈の中にある。
一、青霊　肘の上三寸にある。
一、絡却　髪際の上五寸五分、正中から横へ一寸五分にある。
一、玉枕　絡却の後ろ一寸五分にある。
一、承筋　下腿三頭筋の正中にある。
一、横骨　臍の下五寸横へ一寸にある。
一、三陽絡　腕関節の上四寸にある。
一、顱息　耳の後ろ青筋の中にある。

一、角孫　耳の上四寸横へ三寸にある。

一、承霊　髪際の上四寸横へ三寸にある。

一、神庭　髪際の上五分にある。

一、顖会　神庭の後ろ一寸五分にある。

一、脳戸　百会の後ろ四寸半にある。

一、神道　第五胸椎の下にある。

一、霊台　第六胸椎の下にある。

一、膻中　両乳頭間の正中にある。

一、水分　臍の上一寸にある。

一、神闕　臍の正中にある。

一、会陰　前陰と後陰の間にある。

＊以上二十二穴

一、石門　臍の下二寸。女性には刺鍼を禁ず。ここに刺鍼すると一生妊娠することができない。男子の場合は問題ない。

一、三陰交　足の内踝の上三寸。妊婦には刺鍼しない。

一、合谷　手の大指と示指との間。妊婦には刺鍼を禁ず。

一、雲門　乳頭の上五寸横へ二寸。

一、鳩尾　胸骨体下端の下五分。

一、缺盆　喉の下の両側の陥凹部。

一、客主人　耳の前上部。

＊この四穴は鍼を深く刺さない。

一、肩井　肩の上、骨に当てて指を三本置き、中指が当たる所の陥凹部である。この穴に刺鍼して貧血などを起こすような場合は、足三里に補法の鍼を施すとよい。

◆同身寸

一、男性は左、女性は右の中指の、中節の折れ目の間をその人の一寸とする。これを同身寸という。

◆髪際

一、両方の眉毛の正中から三寸上を、前の髪際とする。大椎から三寸上を後ろの髪際とする。

◆大椎

一、両肩の高さと同じ高さの椎骨の下を大椎とする。肩より上にあるものは数えず、肩から下にあるものは数える。

◆鍼灸をしない日〔血忌〕

一、丑未、寅申卯酉　辰や戌、巳と亥午子の日は血忌である。

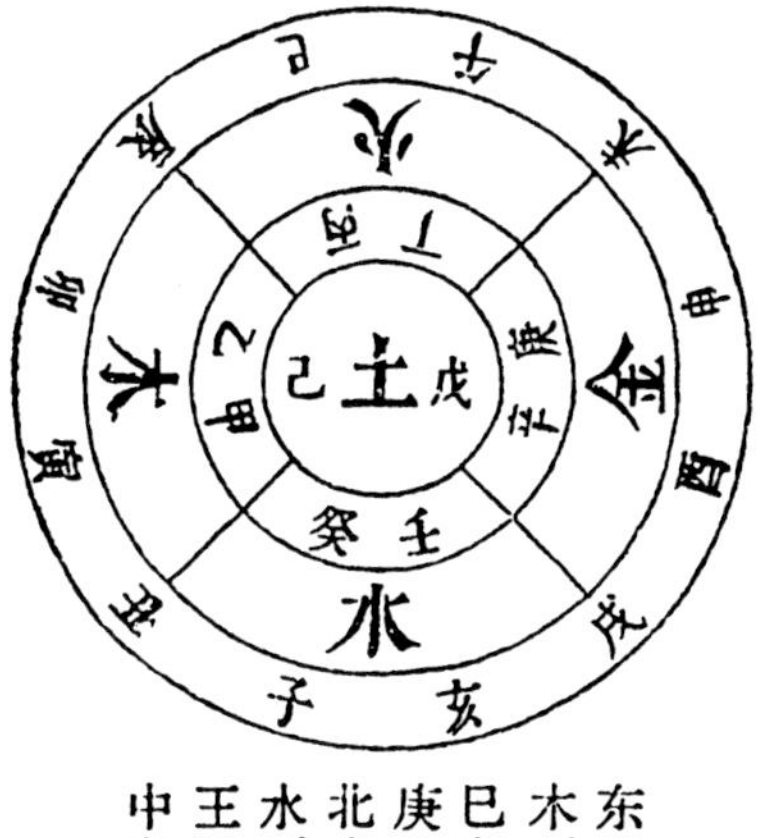

东方甲乙寅卯木，南方丙丁巳午火，西方庚辛申酉金，北方壬癸亥子水，辰戌丑未王四季，戊己中央皆属土。

図1　干支所属五行図

◆血支日〔灸をしない日〕

一、寅より順に繰る。

◆十二支に人神のあるところ〔灸を禁ずる〕

一、子の日は目、丑は腰耳、寅は胸、卯は鼻、辰は腰膝の中、巳は手、午は神、未は頭手、申は頭背中、酉は背中、戌は頭顔、亥は頭項。

◆十二時の人神〔灸を禁ずる〕

一、子の時は足の内踝にあり、丑は頭、寅は耳、卯は顔、辰は項、巳は乳、午は胸、未は腹、申は神、酉は背中、戌は腰、亥は腿にある。

◆四季の人神〔灸を禁ずる〕

一、春は左の脇、夏は臍、秋は右の脇、冬は腰にある。

◆長病日〔灸をしない日〕

一、初五六や中の四五八地蔵日、末の七九は死病長病。

◆男女の灸を禁ずる日

一、男は除の日、女は破の日。

◆病人が初めて医師に行く場合の吉日

一、卯寅丑子や亥の戌に酉や申未の午に巳辰の日。

◆中風

一、中風の証には四種類ある。一つは、偏枯と言い、半身の手足が萎えるものである。二つ目は、風痱《ふうはい》と言い、身体には痛みがないが手足が不随となるものである。三つ目は風懿《ふうい》と言い、人事不省となるものである。四つ目は風痺《ふうひ》といい、身体が痺《しび》れるものである。中風の証は非常に多いが、概略のみを少し記す。下部の中風には、百会・肩井を補い、曲池を瀉し三里を瀉し、三陰交・風市・絶骨に施鍼する。これを七所の穴と言う。左に中風があれば右に鍼を刺し、右に中風があれば左に鍼を刺す。

◆傷寒

一、冬期の強い寒気によって病気になるものを傷寒と言う。寒気が裏に蔵されていて、春暖かくなってからそれが原因で発病するものを温病《うんびょう》と言う。また夏に発病するものは熱病と言う。全て同じ症状である。大いに発汗し、大いに下すとよい。上脘を補い・中脘を補い・三里は手足ともに用い・肺兪に浅く刺す。章門［脇髎］は邪気を発散させるので、日に数回刺鍼するとよい。

◆痎《がい》瘧《ぎゃく》

一、《内経》には、夏に暑気を受け秋になれば必ず痎瘧するとある。先ず寒く後に熱気がさしてくるものを寒瘧と言い、先に発熱して後に寒くなるものを温瘧と言う。熱気があるだけで寒くはないものを痎瘧と言う。症状が一日に一回以上起こるものは治り易い。二〜三日に一回起こるものは治り難い。長引いて治らなければ癆瘵《ろうさい》になる。中脘や章門〔脇髎〕は冷えている方がよい。脾兪・肝兪・大椎等の穴に、先ず刺鍼し、後に灸する。

◆痢病〔しぶり腹〕

一、湿熱によるものである。赤は血・白は気を表わす。赤と白の入り混じるものは、脾胃が悪く飲食が腸胃の間に滞り脾を傷ったために渋り腹となったものである。鳩尾・気海・関元・三里・下脘を用いる。白いものがよい。また上脘の部位が痛むものの方がよい。章門〔脇髎〕が痛むものもよい。

◆嘔吐〔からえずき〕

一、胃の腑が虚した人が、寒気や暑気に犯され食に傷られ、また気が結して痰となり、それが集まって嘔吐する。上脘・中脘・鳩尾・巨闕・天突・肺兪を用いるとよい。

◆泄瀉

一、脾胃の弱い人が食物を食べすぎ、また風寒暑湿の気によって泄瀉する。関元・大腸兪・気海・章門〔脇髎〕を用いるとよい。

◆霍乱《かくらん》

一、なま物や冷たい物を大量に摂取して五臓を傷り、胃の腑に食物が滞っているにもかかわらず脾気が弱っているために運化できなかったり、また風寒の気に冒されることによって霍乱が起こる。その症状は、胸や腹が急に痛みだし、嘔吐し・下痢し・両足に腓腹筋痙攣が起こり、手足が冷え、重症の場合は死ぬ。中脘・巨闕・章門〔脇髎〕を用い、神闕には灸する。下脘・鳩尾・上脘を用いるとよい。委中を刺絡するのもまたよい。

◆秘結〔便秘〕

一、腎虚の人は、身体が滋潤され難くなるために便秘となる。その原因としては、性欲に耽ける・食事時間が一定しない・酢や酒を多く摂取し・また辛いもの熱性のものを多く摂取しすぎたことにある。下脘・水分・章門［脇髎］をそれぞれ補い、脾兪を瀉す。気海・天枢もまたよい。

◆咳嗽

一、咳嗽の咳とは、痰はなくセキだけが出るものであり、肺気が傷られているためにスッキリしないのである。

一、咳嗽の嗽はセキはなく痰が出るものである。脾気が弱り湿ができ痰を生じたものである。

一、咳嗽とは、セキと痰とが両方絡んだものである。天突・肺兪・下脘・上脘・不容・章門［脇髎］をそれぞれ補う。また百会は頭痛がある場合用いるとよい。

◆痰飲

一、火痰は黒色・痨痰はニカワのような感じ・湿痰は白く・寒痰は透明である。痰の病は明確にし難い。

一、めまい・耳鳴り・ゲップが出・またそれに胃液が混じり・ノドが詰まって吐き出そうとしても吐き出せず飲み込もうとしても飲み込めず、墨のような痰が出る。手足は腫れて痛み・歯も浮いて痛み痒く・心下部は氷があるような感じで胸まで冷えて痛む。また不思議な夢を見・足や腕がしびれて力が入り難くなり・腰の骨が急に痛む。また風湿に傷られたときのように、背骨の上が毎日赤く筋張り・眼が粘り痒く・ノドが痛み話し難くなる。また項の周囲に塊ができ・発狂し・中風になり・身体に力が入らなくなり・風毒を受け・脚気となり・胸がザワザワし・嘔吐し・肺癰となり・胸苦しい・下痢・悪寒発熱・小便に膿が出る・胸の間がゴロゴロなり・冷えた感じのするところがあるといったものは、皆な痰が原因でなっているのである。天突・尺沢・三里・合谷・上脘・肺兪・膈兪を用い、中脘を補い水分を補う。

一、赤い痰には天突・巨闕を、黄色い痰には天突・下脘を、白い痰には肺兪・巨闕を、黒い痰には肺兪・腎兪を用いるとよい。

◆喘息

一、体質が虚弱な人の脾腎が両方虚したために、全身にあった痰を制御しきれなくなって喘息になる。天突・合谷・三里・章門［脇髎］・巨闕・上脘・中脘を用いるとよい。

◆翻胃《ほんい》

一、膈噎《かくいつ》や翻胃は、七情が主な原因となって五臓の火を動かし津液を消耗させ、そのため痰が非常に多くなって脾胃を弱らせ、食物が消化しにくくなったためにおこる。先ず膈や噎となり、悪化すると翻胃にまでいたる。膈とは朝食べたものを夕方になると吐き、夕方に食べたものは朝になると吐いてしまう病気のことであり、噎とは食べたものが胃に収まることなくすぐ吐き出す病気である。膈噎を病むものの便が羊や兎の糞のようにコロコロであれば死ぬ危険がある。中脘は膈に用い、三里は噎に用いる。天突は膈にも噎にも用いる。太白や肺兪も用いるとよい。

◆癆《ろう》瘵《さい》〔身体が弱い人〕

一、心腎を使いすぎ心腎が傷られたためにおこる。風寒暑湿の邪気に侵され瘧に罹り咳嗽が出寒気が裏に入ったり、SEXのしすぎや食事の不摂生などの不養生によって、癆瘵となる。その症状は、身体が痩せ・髪が抜け・寝汗をかき・小便が白く濁り・腹部に塊を触れるといったものである。百会・上脘・下脘、膏肓は骨の下に刺し、また四花の穴に灸してもよい。

◆噦逆〔しゃっくり〕

一、病気の治りかけの頃に不養生をして、胃の腑が弱まり冷えたために出てくる。胸から出てくるものは治り易い。臍下から直接出てくるものは陰虚によって生じた火が升ってくるものであるから治り難い。上脘・肩中兪・梁丘を用いるとよい。

◆頭痛

一、身体の弱い人が風寒の邪気に侵され、それに抵抗できずに偏頭痛になることがある。髪などを洗ってすぐに風に当たり、冷えたまま寝ても頭痛になることがある。太った人の頭痛は気虚湿痰によるものが多く、痩せた人の頭痛は血虚痰火によることが多い。風寒の邪気に侵され、悪心し嘔気するものは頭風である。左の偏頭痛は風邪と血虚によるものであり、右の偏頭痛は痰邪と気虚によるものである。頚項が痛むものは風邪による。頭の芯が非常に痛むものは真頭痛と言い、朝痛めば夕方には死に、夕方に痛めば朝には死ぬ。百会・前頂・列缺・合谷・曲池・肩井を用いるとよい。項が引きつるものや前頭部の頭痛には印堂〔両眉の間〕がよい。

◆心痛〔胃脘痛〕

一、痛みが激しく手足が青くなりその青さが大関節を過ぎるほどのものを真心痛《しんしんつう》と言い、朝痛めば夕方には死に、夕方に痛めば朝には死ぬ。また、邪気に侵されたり・生魚を食べすぎたり・痰邪が心包絡に集まり経絡を傷ったためにおこるものもある。天突・鳩尾・章門〔脇髎〕・中脘・不容を用いるとよい。

◆眩暈〔めまい〕

一、眼の前が暗くなり家が揺れ倒れそうになる。このようなめまいは痰邪によるものが多い。太った人のめまいは気虚湿痰によるものが多く、痩せた人のめまいは血虚痰火によることが多い。急に起こるめまいは風痰によるものが多い。百会・承山・足三里・人中・章門〔脇髎〕を用いるとよい。

◆腰痛

一、無理に重いものを持ったりＳＥＸのしすぎで水を浴びたように発汗することを繰り返すと腎を傷ることが多い。腎虚である。委中の刺絡がよい。腎兪・足三里・章門〔脇髎〕・絶骨を用いるとよい。

◆脚気《かっけ》

一、脾腎の経脈が弱く、風寒暑湿の邪気に傷られるためにこの病を生ずる。邪気が腹中に入り心を攻めれば死す。

一、足の内踝が赤く腫れて痛むものを遶踝風《しょうひふう》と言い、外踝が赤く腫れて痛むものを穿踭風《せんそうふう》と言い、両膝が赤く腫れて痛むものを鶴膝風《かくしつふう》と言い、両股が痛むものを腿敓風《たいしゃふう》と言い、腫れて痛むものを湿脚気と言い、腫れないものを乾脚気と言う。陰陵泉・陽陵泉・三里・公孫・絶骨・風市・承山・三陰交を用いるとよい。

◆黄疸《おうだん》

一、脾胃の中に湿熱が欝結して溜り、長期間にわたって蓄積されて散じないため、脾胃の色が、顔や肌肉に出て黄色くなったものである。五疸と言い五種類ある。黄汗・黄疸・酒疸・穀疸・女労疸である。

一、黄汗は、足や手が腫れて汗が出て、衣服が黄色く染まるものである。中脘・三里・大杼を用いるとよい。

一、黄疸は、全身・顔・目・小便が黄色くなるものである。脾兪・三里・隠白を用いるとよい。

一、酒疸は、身体・目・小便が黄色くなり、胸が痛み顔に赤い斑が出るものである。胆兪・委中・至陽を用いるとよい。

一、穀疸は、食後めまいして全身が黄色くなるものである。胃兪・腕骨・三里を用いるとよい。

一、女労疸は、身体・目が黄色くなり、発熱・悪寒・小便不通などの症状が出るものである。関元・腎兪・至陽を用いるとよい。

◆淋《りん》病

一、淋病には五種類ある。気淋とは、小便が渋って滴のようになって出るものである。石淋とは、ペニスが痛み石が出てくるものである。血淋とは、血が出てペニスが痛むものである。膏《こう》淋とは小便が膏《あぶら》のように濁っているものである。労淋は、心労によって精が竭《かわ》いたためにおこる。これら五淋は全て膀胱の熱である。湧泉・三陰交・石門・腎兪を用いるとよい。

◆消渇

一、上消は、肺火によっておこる。水をよく飲み、食事を摂る量が少なくなる。

一、中消は胃火によっておこる。食事をしてもすぐに消化されてしまいすぐに空腹になる。腎の病である。人中・脾兪・中脘・三里・腎兪を用いるとよい。

◆赤白濁〔小便が濁る病気〕

一、赤く濁るものも白く濁るものもある。小便が油や糊や濃い膿や白い水や赤い膿のようになる。これらは湿熱が内を傷ったためか腎が虚したためにおこる。赤く濁るものは心血が虚して熱したためにおこる。白く濁るものは腎陽が虚して冷えたためにおこる。白く濁るものにも赤く濁るものにも、下脘の瀉法・気海・章門［脇髎］を用いるとよい。

◆水腫〔むくみ〕

一、全身が腫れて光り、指で押すと穴が開いたようになり、指を戻すと徐々に充実してくる。これは、脾気が虚して水穀を運化することができなくなり、その余りが皮下に注がれたために腫れるのである。水分・気海・三陰交・三里・百会・上脘を用いるとよい。

◆脹満〔腹満〕

一、脾胃の気が弱くて水穀を運化することができず、水穀が集まったまま散ることができなくなって腹が腫れるのである。鼓脹とも言う。治り難い病気である。気海・三里・三陰交・上脘・中脘を用いるとよい。

◆積聚《しゃくじゅ》

積聚には五積と六聚がある。五積は一定の場所があり、陰に属している。六聚は一定の場所も形もなく、気に属する。

一、心の積を伏梁《ふくりょう》という。臍の上におこり、肘のような大きさで、胸のあたりにまで及ぶ。

一、肝の積を肥気《ひき》という。左の腋の下にあり、杯を伏せたような大きさで、手・足・頭があるように見える。

一、腎の積を奔豚《ほんとん》という。臍の上におこり、心下を升降するような感じがし、豚のような形である。

一、肺の積を息賁《そくふん》という。右の腋の下にあり、杯を伏せたような大きさである。

一、脾の積を痞気《ひき》という。中脘に現れ、杯を伏せたような大きさで気を塞ぐ。

一、これ以外の場所にある塊は、痰と食積とによってできた死血である。三里・中脘・建里・不容・章門［脇髎］・上脘は聚に用いるとよい。下脘も聚に用いるとよい。

◆自汗・盗汗

一、心の液を汗という。心が熱するときは汗が出る。自汗は陽虚に属しよく出る。盗汗は陰虚に属し、寝ている間は出ても、目が覚めると出なくなる。自汗には、腎兪・肝兪・章門［脇髎］を用いるとよい。盗汗には角孫・中脘を用いるとよい。

◆癲《てん》癇《かん》

一、癲癇の癲は、心血の不足によるものである。異常に笑いながら倒れて錯乱状態となる。

一、癲癇の癇は、急に目を回して倒れ、身体に力が入らず、歯をガチガチ噛み合わせて涎沫を吐き、人事不省となるが、すぐに意識を取り戻すものである。これは痰が原因である。鳩尾・人中・間使・肝兪・上脘・天突を用いるとよい。

◆吐血

一、吐血も鼻血もともに熱がこもったためになる。肺兪・上脘・天突・巨闕・鳩尾を用いるとよい。鼻血には少海〔曲節〕・郄門を用いるとよい。

◆下血

一、大腸に風があれば、大便より先に血が出る。これを近血という。臓毒による下血は、大便より後に血が出る。これを遠血という。気海・脾兪を補う。百会腎兪も妙効がある。関元を用いるのもよい。

◆脱肛

一、肺が虚して冷えたとき、出産のとき、力みすぎたとき、小児が長期間にわたって下痢をして内臓が冷えたとき脱肛になる。懸枢・中脘・百会を用いるとよい。

◆遺尿

一、心腎の気が少なくなり陽気が虚して冷えたためになる。関元・石門・中極を用いるとよい。

◆遺精

一、邪気が陰分にあり、神がその臓を守らず、心が動いて夢の中で精が洩れるものである。腎兪を大いに補う。気海を補う。

◆上気

一、下が冷えると気が上る。三陰交・三里・百会・風市を用いるとよい。

◆腹痛

一、腹痛は、寒邪・熱邪・食結・湿痰・寄生虫など、虚によっても実によってもおこる。

一、腹痛の痛みに増減がないものは寒邪による。急に腹痛がおこり急に止まるものは熱邪による。腹痛して下痢がおこり、排便が終ると痛みがやわらぐものは宿食による。痛む場所が一ヶ所に固定していて移動しないものは死血である。小便が出難くなって痛むものは湿痰によるものである。腹が引きつり腋の下が鳴るものは痰によるものである。腹痛が起こったり止んだりして顔色が白く、唇が赤いものは寄生虫による。腹部が柔らかで手で按して痛みがやわらぐものは虚である。腹部が脹り堅く痛み、手で按すことができないものは実である。内関・天枢・上脘・中脘・胃兪・巨闕・梁門・石門・三陰交・三里を用いるとよい。

［療治の大概集　巻の上　終り］

療治の大概集　巻の中

◆諸虫門

一、寄生虫は、大腸や胃の中の湿熱によって生ずるものである。《外台秘要《げだいひよう》》に、寄生虫には九種類あり、総て人の臓腑を食すとある。一つめは伏虫といい長さ四寸。二つめは回虫といい長さ一尺ほど。三つめは白虫といい長さ四五尺。四つめは肉虫といい腐った杏《あんず》のようなもの。五つめは肺虫といい、かいこのようなもの。六つめは蜎《い》虫といい、かえるのようなもの。七つめは弱虫といい瓜の種のようなもの。八つめは赤虫といい、生の肉のようなもの。九つめは蟯虫といい野菜につく虫のように小さいものである。どの虫でも、多くなりすぎて心臓を侵すと非常に危険である。また世の中には寸白《すんばく》と言われるものがあり、臍上に張りついて陰嚢を苦しめるものがある。章門〔脇髎〕・不容・中脘・天突・巨闕・神闕〔灸〕を用いるとよい。大横は寸白に用いるとよい。大赫は陰嚢が腫れるものに用いるとよい。

◆口中の病

一、口唇は脾胃の主どるところである。脾胃が邪を受ければ唇が病む。風が勝つときは唇が動き、寒が勝つときは唇が上がり、熱が勝つときは唇が裂け、気鬱となるときは瘡を生ずる。

一、舌は心の主どるところである。風寒に侵されたときは舌が強ばって話し難くなる。

一、歯は骨の余りであり、腎の主どるところである。精気が強いときは歯も自然に固くしっかりしているが、腎気が衰えてくると歯も自然に欠けてくる。歯が痛むものは胃の火熱が盛なのである。虫歯となり痛むものは大腸や胃に湿熱があるためである。

一、喉が腫れて痛み瘡ができて、喉が塞がり話し難くなったものは、風熱や痰火によるものである。急いで治さなければ死に至る。

一、喉痺には、天突・委中・合谷を用いて妙効があがる。少商から刺絡するのもまたよい。

一、喉の痛みには、天突・耳門を用いるとよい。口が開き難いものにもまたよい。

一、口熱には頬車を用いるとよい。痛むものにもまたよい。

一、舌が強ばって死に至りそうなものには天容を用いるとよい。

一、歯が痛み両頬が腫れるものには、人中・合谷を用いるとよい。

一、上歯が痛み、耳の前まで引きつって口を開け難いものには、頬車・合谷・大迎を用いるとよい。

一、下歯が痛み、頬や項まで赤く腫れて痛むものには、頬車・陽谿を用いるとよい。

一、虫歯には、頬車・列缺・犢鼻を用いるとよい。

◆眼目の病

一、人に両目があるのは、天に太陽と月とがあるようなものである。目によって万物を見ることができるのであるから、目は人体の中でも非常に重要な部分であると言えよう。目の病気には七十二種類あると言われているが、ここではそのあらましを記すこととする。

一、光彩《こうさい》は肝が主り、内眥《ないし》は心が主り、眼瞼《がんけん》は脾が主り、白睛《はくせい》は肺が主り、瞳子《どうし》は腎が主る。三陰交・風門・手足の三里・百会・肩井・肝兪を用いるとよい。

一、目がかすみ渋って開き難いものは、睛明・肝兪・合谷を用いるとよい。

一、目に風があたると爛《ただ》れたような感じになり涙が出るものには、睛明・攅竹・二間・絲竹空を用いるとよい。

一、目に風があたり、腫れ痛み努肉《どにく》が出てくるものには、睛明・攅竹・肝兪・委中・合谷・列缺を用いるとよい。

一、目が急に赤くなって腫れ痛むものには、迎香・攅竹・合谷を用いるとよい。

一、目が赤くなって痛み涙が出て止まらないものには、攅竹・合谷・臨泣を用いるとよい。

一、目が赤くなって痛むものには、承漿・百会を用いるとよい。

一、さかまつげには、睛明・瞳子髎を用いるとよい。

一、目が痛むものには、肝兪・中脘・石門を用いるとよい。

◆耳門〔耳の病〕

一、耳は腎の主るところである。腎が虚すると耳が聞こえ難くなり耳鳴りがしてくる。左の耳が聞こえ難いものは胆の火が動じたものである。右の耳が聞こえ難いものは色欲によって相火が動じたものである。両耳が聞こえ難いものは胃火による。両耳が腫れて痛むものは腎経に風熱があるためである。両耳から膿が出るものもまた風熱によるものである。

一、耳が聞こえ難いものには、聴会・迎香・三里を用いるとよい。

一、耳鳴りがするものには、頬車・迎香・百会を用いるとよい。

一、耳が痛むものには、耳門・肝兪・章門〔脇髎〕・頬車・風池を用いるとよい。

◆婦人門〔女性の病気〕

一、女性は十四歳になると生理となり、男性は十六歳になると陽の精が出てくる。これはともに陰陽の数に合致して起こる。人々に夫婦関係があるのは、天と地があるようなものである。天地の道とは陰陽が和合して男や女を生み出すことにある。このために女性はまず生理が順調にならなければならない。生理が順調になると病気になり難くなり、病気になり難くなると妊娠することができる。

一、女性の病気は、気が盛んになりすぎて血が虚するために起こることが多い。生理が、早くなったり遅くなったり、多くなったり少なくなったり、二月を過ぎてもこなかったりするものを生理不順と言う。普段よりも生理が早く来るものは、血が減って熱があるのである。普段よりも生理が遅くなり、生理時に痛みがあるものは、血が減って寒えているのである。生理前に痛むものは血が実して気が滞っているのである。生理後に痛むものは気血の虚である。長いこと生理が来ず、腹の脇に塊ができて痛みを伴うものは、血が凝って癥瘕《ちょうか》となったのである。癥瘕とは女性の腹部にできる塊のことであり、積である。崩漏とは血が急に大量に出る病気である。帯下とは血が少しずつ長期間にわたって出るものである。婦人で子供ができないものは、気血ともに虚していることが原因であることが多い。太った人の場合は、内に湿痰が多いために身体中に脂肪が充満し、子宮を塞いだために子供ができないことがある。痩せた人の場合は、火が多くて子宮が燥き、血がなくなったために子供ができないことがある。

◆出産前

一、妊娠時には、重いものを持たず、高いところのものを取らず、腹を立てないようにしなければならない。このような養生をしなければ必ず難産するという記載がある。逆子《さかご》は先ず足から出、横産は先ず手から出、坐産は先ず足から出てくる。これはそれぞれその力のある部分から出てくるためである。手足が先に出てきた場合は、その手掌または足底に一二分の深さで三四ヶ所鍼を刺し、その上に塩をぬると、子供は痛がってまた子宮の中に戻り、ひっくり返って生まれてくるものである。

◆後産が出ない場合

一、後産が出てこないのは、出産後その血が胞衣《えな》の中に流れて入り、胞衣が膨れて下り難くなっている場合が多い。

一、子供が胎内で死んだために非常に驚いたり、無理に出そうとしたために、胞衣《えな》が傷つけられて血が燥いて少なくなったために起こる場合もある。このような場合に、妊婦の唇と舌とがともに青黒い場合は母子ともに死ぬ。舌が黒かったり舌が脹れて非常に苦しむような場合は子供が死ぬ。用心しなくてはならない。

◆出産直後

一、出産直後には、よい酒を熱燗にして幼児の小便を半分混ぜたものを杯に一杯飲ませ、目を閉じさせる。しばらくしてから座らせて、床にのせて大きく伸びをさせ、膝を立てて仰向けに寝かせる。時々目を覚まさせ、酢や墨を鼻に塗り、乾いた漆を焚いて嗅がせる。乾いた漆がなければ古い塗物でもよい。胸の間から臍下にかけて軽くマッサージして、悪血が滞らないようにする。このようにすると、産後にめまいを起こしたり血が上衝しておかしくなることがない。酒はよく血を巡らすが、飲ませ過ぎてはいけない。また血を手足に引いてやることがめまいを起こさせないコツである。

◆産後

一、食物によって脾胃が傷られ泄瀉し下痢するものは治り難い。

一、産後、母親の乳が堅くなり塊ができて散らず、悪寒発熱して痛むものは、急いで揉んで散らさなければならない。乳が通ずれば塊も自然に消えるものである。それでも塊が消えなければ乳癰《にゅうよう》〔乳腺炎〕になる。

一、生理が来ないものには、曲池・三陰交・肘髎・四満・中注・間使・中極・関元を用いるとよい。

一、産後臍腹が痛み、瘀血が取れないものには、水分・関元を用いるとよい。難産で分娩できないものには、三陰交・合谷・至陰に灸する。

一、長期にわたって子宮が冷えて妊娠できなくなっているものには、中極・三陰交・子宮を用いるとよい。子宮は中極の傍ら三寸にある。

一、崩漏・帯下・不妊症には、気海・三陰交・地機を用いるとよい。

一、難産で子供が母の心を握って生まれてこないものには、巨闕・合谷・三陰交を用いるとよい。

一、胞衣《えな》が下りないものには、曲骨・腎兪・崑崙を用いるとよい。

一、産後、母乳が不足するものには、乳根・章門［脇髎］・絶骨・前谷を用いるとよい。

一、産後、瘀血が出て止まらないものには、関元・石門・気海を用いるとよい。産後の痛みにもよい。

一、産後、腹痛するものには、腎兪・関元・気海を用いるとよい。

一、血塊には、中脘・関元・腎兪を用いるとよい。

一、赤い帯下や白い帯下の出るものには、帯脉・五枢・蠡溝・百会を用いるとよい。また腎兪・関元・三陰交を用いるのもよい。

◆小児門

一、小児の病を診る場合は、先ずその顔色を診る。肝からその病気が出ている場合は顔色が青い。

心からその病気が出ている場合は顔色が赤い。脾からその病気が出ている場合は顔色が黄色い。肺からその病気が出ている場合は顔色が白い。腎からその病気が出ている場合は顔色が黒い。このようにどの臓から病気が出ているのかをよく観察し、さらに先天的な体質の強弱をよく考えて治療していくのである。

一、両足が冷えるときは傷寒である。全身が冷えるものも傷寒である。鼻が冷えるものは瘡や麻疹の類である。耳の冷えは風熱である。上熱下寒するものは食傷である。

一、男児は左手、女児は右手の、中指が冷えているものはできものである。

一、顔色が、赤いものは風熱であり、青いものは驚風であり、黄色いものは肝積であり、白いものは虚寒であり、黒いものは腎が傷られ死ぬ危険がある。

一、三歳までの子供は、男児は左手の女児は右手の食指の筋を診る。これを虎口という。基節を風関・中節を気関・末節を命関という。風関に現われるものは病は軽く、気関に現われるものは病は重く、命関に現われるものは治り難い。

一、紫色の筋が現われるものは熱、青いものは驚風、白いものは疳、黒いものは中が悪く、黄色いものは脾胃に問題がある。

◆小児の重症症状

一、目に赤い筋が出て瞳子を貫いて腫れたり窪んだような感じになり、指の背が黒くなり、鼻が乾き、急に声が涸れ、脇腹に青筋が出、舌をダラッと出し、歯をガチガチ噛み合せ、上目使いになり、泣く元気もないようなものは生き延びることはできない。

一、黒目が据わっているものは夜死ぬ。顔色が青く唇が黒いものは昼死ぬ。

一、泣いて笑うことができないものは痛みがあるのであり、笑って泣くことができないものは驚風である。

一、未熟児で、血気が不足して陰陽の調和も取れず、臓腑も充実せず、骨もまだしっかりしていない状態で生まれた後、三十二日毎に一回発熱し・発汗し・食欲が無くなり・吐逆し・下痢するものは、皆な血脈が成長して脳の状態も正常になろうとする証拠である。治療しなくとも自然に治る。

一、小児の病の多くは、胎毒か食傷による。

一、小児の歩行し始めるのも髪の生えるのも遅いものは、気血が充実していないためである。

一、小児の言葉が遅いものは、邪気が心にあるためである。

一、歯の生えるのが遅いものは腎気が不足しているのである。

◆急驚風

一、急驚風とは、歯を食いしばり・熱気があり・涎を垂らし・手を痙攣させ・口中に熱感があり・頬や唇が赤く・大小便が出ないといった状態のものである。風邪や痰熱によっておこることが多く、肝の病気に属する場合が多い。陽証である。百会・人中・印堂・中衝・大敦・大鐘・合谷を用いる。

◆慢驚風

一、慢驚風は脾胃の気の不足によっておこる。病後に多い。吐逆し・下痢し・手足から冷えが昇り・鼻息は熱し・手足が痙攣し・眠っているのに黒目が見え・大小便が赤黄色く・また目が冴えて眠ることができない。熱がひどくなると痰を生じ、痰が生ずればまた風を生ずる。治り難い。陰証である。隠白・承泣・身中は驚疳によい。百会・承漿・人中・大敦・脾兪を用いる。

◆疳

一、疳の病は、その小児の母が、食物を不定期的に摂取し・甘い物を摂りすぎ・暑さや寒さから身を守らず・喜怒哀楽が激しく・大量に飲酒する等したために脾胃を傷り、その乳を子供に与えたために子供に病気が出たものである。また長期にわたって吐逆・下痢・渋り腹などを患った後に出ることもある。睛明・章門〔脇髎〕・肝兪・膈兪・脾兪・上脘・中脘を用いる。

◆癖疾《へきしつ》〔脇腹にある塊で、俗にかはら・かたかい等とも言う〕

一、小児の癖疾で両脇にできるものは、母が不養生をして食物が滞り邪気と結び付いてできたものである。癖疾ができて長期にわたると、食欲が減少し脾気が弱くなる。癖は、皮膚の内側真皮の外側にできる。章門〔脇髎〕・上脘・中脘を用いる。

一、小児の大椎より亀の尾〔尾骶骨〕まで、背骨をよく探ると絡脈の現われているところがある。これが癖の根である。その上に五円玉を押し付けてその穴に七壮灸する。灸痕が盛り上がってくれば効果が出る。絡脈に合致しなければ灸痕が盛り上がってこず、効果も上がらない。

◆咳嗽

一、小児の風邪に、巨闕・肺兪を用いる。

◆嘔吐

一、乳を飲みすぎて胃を傷ったもの、上脘・中脘を用いる。

◆泄瀉

一、乳を飲みすぎて脾を傷ったもの、関元・気海を用いる。

◆夜泣き・客忤《きゃくご》〔怯え〕

一、小児の身体が熱して動悸が激しい場合は夜泣きすることが多い。腹部に熱がこもって夜泣きをするときは発汗を伴う。仰向けで夜泣きをしたり、口舌にできものがあってそれが腫れて痛み、乳を飲むことができずに夜泣きをすることもある。心経の熱であり、虚に属する。

一、客忤とは物の怪《け》を見て怯えることである。隠白は客忤に用いる。大都・間使も同様に用いる。章門〔脇髎〕は痛々しいほど泣いている夜泣きの時に刺す。

◆痘瘡

一、小児の痘瘡が出そうなときとはどういう時かは判然としない。

一、腮《あご》も瞼も赤く、あくびやくしゃみをして驚き易く、耳の先端や手指が氷のように冷える。

一、赤い紙に反射させた明りで見て、皮下が赤く蚊に食われたようになっているものは質が悪い。

一、赤紫色に盛り上がって見えるものは、火が盛んで血熱しているのである。

一、盛り上がらずに灰白色でその頂上のところが窪んでいるものは、気血が不足している、虚寒の証である。

一、カサブタになるべきであるのにカサブタにならず、中脘付近に痛みを覚えるものは、熱毒が滞って瘀血痛となっているのである。

一、痛むものは実であり痒みのあるものは虚である。足に少しできて、その根が赤く・下痢せず・咽が渇かず・乳を飲む量が減らず・手足が暖かで高熱を発しない場合は、薬を服用する必要はない。自然に癒える。

◆五行

一、五行は、木・火・土・金・水である。

◆五臓六腑

一、五臓は、肝・心・脾・肺・腎である。

一、六腑は、大腸・小腸・三焦・胆・胃・膀胱である。

◆五臓の主どるところ

一、肝・木・胆腑・眼・筋・爪。心・火・小腸・舌・血・毛。脾・土・胃腑・口唇・気・肉。肺・金・大腸・鼻・皮・息。腎・水・膀胱・耳・精・骨。

◆陰陽

一、天は陽であり、地は陰である。明るいところは陽であり、暗いところは陰である。男は陽であり、女は陰である。気は陽であり、血は陰である。五臓は陰であり、六腑は陽である。頭は陽であり、足は陰である。背は陽であり、腹は陰である。左は陽であり、右は陰である。手の甲は陽であり、手の平は陰である。

表1　五臓の色体表　その一

木	肝	胆	眼	筋	爪
火	心	小腸	舌	血	毛
土	脾	胃	口唇	気	肉
金	肺	大腸	鼻	皮	息
水	腎	膀胱	耳	精	骨

表2　陰陽

陰	地	暗い所	女	血	五臓	足	腹	右	手の平
陽	天	明るい	男	気	六腑	頭	背	左	手の甲

◆営衛

一、営は脉中を行き、衛は脉外を行く。営は血、衛は気である。

◆七情〔喜・怒・憂・思・悲・驚・恐〕

一、喜べば心を傷り、怒れば肝を傷り、憂えば肺を傷り、思えば脾を傷り、悲しめば心包絡を傷り、驚けば胆を傷り、恐れれば腎を傷る。これは全て内部から出てくる病気である。

◆六淫〔風・寒・暑・湿・燥・火〕

一、冬の間に寒気に傷られれば、春になると必ず温病となる。温病とは傷寒のことである。

一、春の間に風に傷られれば、夏になると必ず飧泄《そんせつ》する。飧泄とは筒下しのことで、下痢することである。

一、夏の間に暑気に傷られれば、秋になると必ず痎瘧《がいぎゃく》する。痎瘧とは瘧《おこり》のことである。

一、秋の間に湿に傷られれば、冬になると必ず咳嗽する。咳嗽とはくしゃみのことである。これらは全て外から入ってくる病気である。

［療治の大概集　巻の中　終り］

療治の大概集　巻の下

◆十五絡〔絡とは他の経に通ずる道のことである〕

一、大腸は遍歴。肺は列缺。小腸は支正。心は通里。胃は豊隆。脾は公孫。胆は光明。肝は蠡溝。三焦は外関。心包は内関。膀胱は飛陽。腎は大鐘。陽蹻脉は申脉。陰蹻脈は照海。督脉は長強。任脉は尾翳《びえい》〔鳩尾〕。脾の大絡は太包の穴。

◆穴の場所

◆肺経の内

一、尺沢：肘関節横紋中で動脈の触れるところ。

一、列缺：手を組んで示指の先の届くところ。骨間の陥凹。

一、少商：手の大指の端、内側の爪甲を去ること韮の葉のごとし。

◆大腸経の内

一、二間：手の示指基節の端、内側の陥凹。

一、合谷：手の大指と示指との間の陥凹。

一、陽谿：手背横紋中の陥凹。

一、偏歴：手背横紋の上三寸。

一、三里：曲池の下二寸。

一、曲池：肘を屈して胸にあてできる横紋の端。

一、肘髎：肘の大骨の外廉、大筋の方の陥凹中。

一、迎香：鼻翼の傍ら五分。

◆胃経の内

一、大迎：曲頷の前一寸三分、動脉のところ。

一、頬車：耳の下、頬の端八分の陥凹。

一、乳根：乳の下一寸六分。

一、不容：巨闕の傍ら二寸。

一、承満：不容の下一寸。

一、梁門：承満の下一寸。

一、関門：梁門の下一寸。

一、太乙：関門の下一寸。

一、滑肉門：太乙の下一寸。

一、天枢：臍の傍ら二寸。

一、梁丘：膝の上二寸両筋の間。

一、犢鼻：膝の間の中の陥凹。

一、三里：膝の下三寸。

一、豊隆：足の外踝の上八寸。

◆脾経の内

一、隠白：足の大指の端、内側爪甲を去ること韮の葉のごとし。

一、大都：足の大指基節の端、内側の陥凹。

一、太白：足の大指基節の後ろ、核骨の下の陥凹。

一、公孫：足の大指基節の後ろ、一寸の陥凹。

一、商丘：足の内踝の前少し下の陥凹。

一、三陰交：足の内踝の上三寸。

一、地機：膝の下五寸。

一、陰陵泉：膝の下内側輔骨の下の陥凹。

一、大横：臍の傍ら四寸半。

一、大包：乳の下一寸六分、脇へ三寸。

◆心経の内

一、少海［曲節］：肘窩外側、大骨の下五分。

一、通里：手掌の後ろ一寸の陥凹。

◆小腸経

一、前谷：手の小指基節の端、外側の陥凹。

一、腕骨：手の小指の後ろ、起骨で留まるところ。

一、支正：手掌の後ろ五寸。

一、肩中兪：大椎の傍ら二寸。

一、天容：耳の下頬の後ろ、高い肉のところ。

◆膀胱経の内

一、睛明：内眥にある。

一、攅竹：眉頭の陥凹。

一、大杼：第一椎の下、背骨を去ること各々脇へ一寸五分。

一、風門：第二椎の下脇へ一寸五分。

一、肺兪：第三椎の下脇へ一寸五分。

一、厥陰兪：第四椎の下脇へ一寸五分。

一、心兪：第五椎の下脇へ一寸五分。

一、督兪：第六椎の下脇へ一寸五分。

一、膈兪：第七椎の下脇へ一寸五分。

一、肝兪：第九椎の下脇へ一寸五分。

一、胆兪：第十椎の下脇へ一寸五分。

一、脾兪：第十一椎の下脇へ一寸五分。

一、胃兪：第十二椎の下脇へ一寸五分。

一、三焦兪：第十三椎の下脇へ一寸五分。

一、腎兪：第十四椎の下脇へ一寸五分。

一、気海兪：第十五椎の下脇へ一寸五分。

一、大腸兪：第十六椎の下脇へ一寸五分。

一、関元兪：第十七椎の下脇へ一寸五分。

一、小腸兪：第十八椎の下脇へ一寸五分。

一、膀胱兪：第十九椎の下脇へ一寸五分。

一、中膂内兪：第二十椎の下脇へ一寸五分。

一、白環兪：第二十一椎の下脇へ一寸五分。

一、附分：第二椎の下背骨を去ること各々脇へ三寸。

一、魄戸：第三椎の下背骨を脇へ三寸。

一、膏肓：第四椎の下第五椎の上近く脇へ三寸。

一、神堂：第五椎の下脇へ三寸。

一、譩譆：第七椎の下脇へ三寸。

一、膈関：第八椎の下脇へ三寸。

一、魂門：第九椎の下脇へ三寸。

一、陽綱：第十椎の下脇へ三寸。

一、意舎：第十一椎の下脇へ三寸。

一、胃倉：第十二椎の下脇へ三寸。

一、肓門：第十三椎の下脇へ三寸。

一、志室：第十四椎の下脇へ三寸。

一、委中：膝窩横紋の中、動脈の拍動部。

一、承山：腓腹筋の下、世間ではすきさしと言われている。

一、飛陽：足の外踝の上七寸。

一、崑崙：足の外踝の後ろ、跟骨の上、動脉拍動部。

一、申脉：足の外踝の下五分。

一、京骨：足の外踝の前、大骨の下の陥凹。

一、至陰：足の小指の端、外側爪甲を去ること韮の葉のごとし。

◆腎経の内

一、湧泉：足の裏の陥凹。

一、然谷：足の内踝の前、大骨の下の陥凹。

一、太谿：足の内踝の後ろ、跟骨の上、動脉拍動部。

一、大鐘：足のかかとの前、外側の二本の筋の間。

一、照海〔陰蹻〕：足の内踝の下四分。

一、横骨：臍の下五寸を脇へ一寸。

一、大赫：横骨の上一寸。

一、四満：大赫の上二寸。

一、中注：四満の上一寸。

◆心包経の内

一、郄門：手掌の後ろ五寸。

一、間使：手掌の後ろ三寸。

一、内関：手掌の後ろ二寸、二本の筋の間。

一、中衝：手の中指の端、内側爪甲の角を去ること韮の葉のごとし。

◆三焦経の内

一、外関：手背、横紋の上二寸。

一、三陽絡：腕関節の上四寸。

一、角孫：禁穴にあり。

一、耳門：耳の前、肉の盛り上がっているところ。

一、絲竹空：眉の後ろの陥凹。

◆胆経の内

一、瞳子髎：外眥五分。

一、聴会：耳の前の陥凹、動脈拍動部。

一、臨泣：目のラインの直上、髪際を入ること五分。

一、風池：耳の後ろ、脳空の下、髪際の陥凹。これを押せば耳の中へ響く。

一、肩井：禁穴にあり。

一、帯脉：脇腹の下一寸八分。

一、五枢：帯脉の下三寸。

一、風市：起立して手を下げて中指の端が届くところ。骨間の陥凹。

一、陽陵泉：膝下一寸、外廉の陥凹。

一、光明：足の外踝の上五寸。

一、絶骨：足の外踝の上三寸。

◆肝経の内

一、大敦：足の大指の端、外側爪甲を去ること韮の葉のごとし。

一、蠡溝：足の内踝の上五寸。

一、章門［脇髎］：下脘の傍ら九寸、横臥して下側の足を伸ばし上側の足を屈し、肘を揚げてこれをとる。

◆督脉の内

一、水溝：人中とも言う。鼻の下の陥凹。

一、上星：髪際の上一寸。

一、前頂：髪際の上三寸半。

一、百会：髪際の上五寸。両眉の正中より八寸上。

一、大椎：肩と平行になる関節の下。

一、身柱：知利計《ちりけ》とも言う。第三椎の下。

一、至陽：第七椎の下。

一、懸枢：第十三椎の下。

一、命門：第十四椎の下。

一、長強：背骨の末端。

◆任脈の内

一、承漿：下唇の下の陥凹。

一、天突：喉の下三寸の陥凹。

一、鳩尾：蔽骨〔胸骨剣状突起〕の下五分。

一、巨闕：鳩尾の下一寸。

一、上脘：巨闕の下一寸。

一、中脘：上脘の下一寸。

一、建里：中脘の下一寸。

一、下脘：建里の下一寸。

一、水分：下脘の下一寸。

一、神闕：臍の正中。

一、陰交：臍下一寸。

一、気海：臍下一寸五分。

一、石門：臍下二寸。

一、関元：臍下三寸。

一、中極：臍下四寸。

一、曲骨：臍下五寸。

◆気付けの鍼

一、百会・人中・中脘・章門〔脇髎〕・神闕に灸するとよい。

一、湧泉に鍼灸ともにするとよい。印堂〔両眉の間〕を用いる。

〔療治の大概集　巻の下　終り〕

選鍼三要集

選鍼三要集　序

私は、生まれつき愚かな身をも省みず鍼の道を志し、多くの月日を費やした。縁あって入江先生の下で学ぶ機会を得、その講義を拝聴することができた。先生の道は軒轅《けんえん》・岐伯《きはく》を宗としておられた。そのため「医学書において見るべきものは《内経》である。鍼法においては表現しにくいものが多いけれども、その要点は補瀉と要穴の理解だけである。虚実を分ち補瀉を用い、井・栄・兪・経・合を中心として要穴をよく理解しなければならない。」と常に語られていた。また「余力があるときは経穴を暗唱せよ。鍼の道はこれで終る。臨機応変に構えよ、医は意なりと言うではないか。」とも言われた。私は、その言の精妙さに惹《ひ》かれ、その大意を文章にして述べることとした。これはただ門人および初学の人々のためを思ってなしたことである。よく学問を積んでいる人々にとってはこれは余分なことであろう。

《内経》に、『一に曰く神を治め、二に曰く身を養うを知り、三に曰く毒薬の真たるところを知り、四に曰く砭石《へんせき》の小と大との使い分けを制し、五に曰く腑臓血気の診を知るなり。この五法は倶《とも》に用いられ、各々に長所がある。』とある。私はこのことについていつもよく考えている。

《霊枢・玉版》に、『黄帝が言われた、あなたが鍼について語る言葉は非常に広大である。しかし、生きている者を殺し死にかかっているものを復活させることはできないであろう、あなたはそうではないのか？　岐伯は答えた、妄《みだ》りに鍼を施《ほどこ》すなら、生きている者をも殺し、死にかかっている者も復活させることはできません。黄帝は言われた、私がこれについて問うことは仁の道にもとることだろうが、よろしかったら鍼の道について御教えいただき、人に対して妄りに施すことをしないようにしたいのだが。岐伯は答えた、鍼の道は非常に明解であります。刀剣が人を殺すもでき、飲酒が人を泥酔させることもできるように、鍼で人を殺すこともできるのです。これを人に施すことはなくとも、やはり知りおかれた方がよいでしょう。』とある。経《きょう》の意味するところは非常に深い。しかるに唐の王燾《おうとう》はこの経の深意を悟ることができず、鍼の道を捨ててしまった。そしてその後、彼に従った愚かな人々は、王燾の言に驚いて鍼の道を捨てるようになった。しかし、その何と愚かなことであろうか。この経の言葉は、ただ鍼についてのみ言っているわけではない。どのような治療法であっても妄りにそれを用いるときは、薬であれ灸であれ、人を殺すことになるのは当然ではないか。そのような文脈の中でさらに、鍼についてだけ《内経》で言及されているということをこそ、よく考えてみるべきではないだろうか。《素問・宝命全形論篇》に、『深い淵に臨み手で虎を握るように意識を集中させ、他のことに惑わされてはいけない。』とある。これは王冰《おうひょう》が言うところの、鍼を施すには巧みな技工を用いるべきであって、妄りに用いてはいけないとする基になっている。《医統》には扁鵲《へんじゃく》の言葉として、『病が腠理《そうり》にある場合は熨炳《いへい》〔温湿布〕の及ぶところ、病が血脈にあれば鍼石の及ぶところ、病が腸胃にあれば酒醪《しゅりょう》の及ぶところ、この鍼灸薬の三種類を兼ね備える者をこそ、始めて医と言うべきである。』とある。嚢武《のうぶ》はこれを誤って理解して、活人の術はただ薬だけであるとして鍼と灸とを捨て、これについて解説することをしなかった。しかし、傷寒の熱が血室に入って引き吊るように痛むものは薬では治すことができず、鍼によってその熱が除かれることによって始めて癒すことができるものである。張介賓《かいひん》はその著《類経》においてこのことを論じている、『一婦人、傷寒の熱が血室に入ったために病気となっていた。医者は誰もこれを理解できなかった。許学士が、「小柴胡湯を用いるにはもう手遅れである、肝の募穴である期門〔肝募〕を刺さねばなるまい。しかし私は鍼をすることはできない、誰か鍼の上手なものに頼んで、鍼をしてもらおう。」と言い、その通りにして癒えた。これらのことは、鍼による治療がいかに重要な位置を占めるものであるかを説いているのではないだろうか。私もまた、源を澄ましその根本を整えんと思うのだが、豊蔀《ほうぶ》〔分厚い敷物〕の上に座っているようなかんじである。ああ、それにしても、鍼とは何と素晴らしいものではないか。これを二氏はなぜ乱暴にも捨て去ったのであろうか。

選鍼三要集　巻の上

補瀉迎随を論ずる　第一

私は《内経》を読んでいろいろ考えているのだが、その意味するところが非常に幽玄で微妙であるため、まだ明確な結論を得てはいない。

《霊枢・九鍼十二原》に、『瀉法を用いるときは、鍼をしっかり持って入れ、穴処を揺らして抜いていき、鍼口を開いて〔一説には：旋捻しながら邪気を引いて〕抜鍼する。このようにすれば邪気を漏らすことができる。補法を用いるときは、その穴の状態に従う。その穴の状態に従うとは、意のままに鍼が動き、気をめぐらしたり、押し手で少し按じてみたり、蚊《か》や虻《あぶ》が皮膚にとまるような状態で止める。鍼を留めるような還らすような微妙な状態の中から、張り切った弦が切れるような速さで瞬間的に抜鍼する。押し手と刺し手とを連動させて素早くこれを行なえば、集まってきた正気はここに留まることとなる。外の門がすでに閉じているので、内にある気は充実していくのである。』とある。

また、『徐々に鍼を入れ徐々に抜鍼していくことを導気といい、これは補法である。』ともある。世間にもまた補瀉を論ずる者があり、「施鍼するとき、呼吸に逆らって行ない鍼口を開いて抜鍼するものを瀉といい、呼吸に随って行ない鍼口を閉じて抜鍼するものを補という。」とある。これはやはり単に一説であり、これに従うべきものでも従ってはいけないような説でもない。なぜかというと・・・・・

《難経・七十八難》に、『補瀉の方法は、必ずしも呼吸に従って鍼を出し入れするということだけではなく、非常に複雑な技法がある。鍼を施すことを知っているものは押し手に信を置き、鍼を施すということを知らないものは刺し手にその信を置く。いざ刺鍼するときには、先ず左手で、刺鍼しようとする腧穴を按圧し、指で弾いて気血を集め、さらに爪で圧迫する。動脈の拍動するような状態でその気が集まってきたならば、その気の動きに乗じて鍼を刺入していく。集まった気を推し入れるように、さらに鍼を入れていくことを補という。集まった気を鍼を揺らして散らしながら、少し鍼を引き上げて邪気を外に逃すことを瀉という。もし刺入して気を候っても気が集まってこないときには、男性は浅い衛気の流れる場所に女性は深い営気の流れる場所に刺入して気を窺ってみる。このようにしてもなお気が集まってこないようであれば、営衛の気がもう無くなっているのであるから、不治の病である。』とある。

師は言われた、「左右で補瀉の方法を分けなければならない。左側を瀉そうとするのであれば拇指を内側に入れ、右側を瀉そうとするのであれば拇指を外にあてる。これを反対に行なったものを補という。」と。

同志が聞いた、「《難経》の本意とするところは、呼吸による補瀉を用いてはいけないというところにあるのでしょうか。」私は、「本当のところは、呼吸による補瀉を用いてはいけないとは言っていないと思う。なぜなら、《素問・離合真邪論篇》に、『吸気時に鍼を刺入し、その気が逆らうことのないように鍼を進め、静かに長く留めて邪を散布することのないようにする。吸気時に、得気を得るために鍼を旋捻する。その後、呼気を窺いながら鍼を抜いていき、呼し終ったときに、鍼を抜き取るようにする。そのようにすると、鍼下に集まった邪気が全て出ていく。これを名付けて瀉法というのである。』とある。これは呼吸による補瀉を言っていると思う。《難経》に、『必ずしも呼吸に従って鍼を出し入れするということだけではなく』とあるうちの、この、『必ずしも』という部分が重要である。つまり、呼気時に鍼を刺入し吸気時に抜鍼することを補法とし、吸気時に鍼を入れ呼気時に抜鍼することを瀉法とすることが、これだけでは《内経》の深意を尽してはいないということを言っているのだ。楊氏や虞氏が呼吸による補瀉の方法を論じているのを見れば明らかである。だから、呼吸による補瀉の方法が全く必要ないなどとは言っていない。」と、答えた。

師は言われた、「補瀉は迎随をもって主とすべきである。経脈の気の走行に逆らって迎えてこれを刺すものを瀉法とし、経脈の気の走行に順って随ってこれを刺すものを補法とする。この迎随を手の内に納め、意識的に経脈の流れを調節することができるようになれば、そこで鍼の道は完成する。」

手足の三陰三陽についてもまた語っている。「手の三陰は臓から手に向かって流れ、手の三陽は手から頭に向かって流れ、足の三陰は足から腹部に向かって流れ、足の三陽は頭から足に向かって流れる。これらの気の流れに逆らうように刺鍼することを迎と呼び瀉法とする。これらの気の流れに順うように刺鍼することを随と呼び補法とする。」

ある人が聞いて言った、「鍼で瀉することはできるけれども補うことはできないとよく言いますが、どのようにすれば補うこともできるようになるのでしょうか。」私は答えて言った、「鍼で全く補うことができないと言っているわけではありません。《内経》の諸篇には以下のような言葉があります・・・

《霊枢・根結》に、『形気が不足して病気も不足のものは、陰陽の気が倶に不足しているのであるから、これに刺鍼してはいけない。』とある。《素問・宝命全形論篇》に、『人には虚実の症状がある。五虚の症状のものに近付いて瀉法を施してはいけない。五実の症状のものから遠ざかり瀉法を避けてはいけない。』とある。

《霊枢・五閲五使》に、『血気が有り余って肌肉が堅く引き締まっているものに鍼をするとよい。』とある。

《素問・奇病論篇》に、『不足のものをさらに損じてはいけないと言うのは、身体が羸痩《るいそう》しているものに鍼や石で治療してはいけないということを言っているのである。』とある。

《霊枢・脈度》には、『邪気が盛んなものはこれを瀉し、正気が虚するものは服薬によってこれを補う。』とある。

《霊枢・邪気臓腑病形》には、『脈が小さく陰陽形気などの全ての徴候が不足するものは、鍼刺を用いてはいけない。緩和の薬を用いるべきである。』とある。

これらの経文が、鍼では補うことができないといっていることの論拠です。

しかし、師はいつも言われた。「人身の血気は往来し、その経絡は相互に流貫しているものであるから、陽経を瀉すことによって陰経を補うことができ、また逆に陽経を補うことによって陰経を瀉すこともできる。全身の陰陽を調和させることによって全身の気血を調えようとするのであるから、陰陽どちらか片方だけが強くなるということを無くし、そのバランスをとることに主眼を置いて治療するのである。これがいわゆる補瀉ということの意味である。世の中の鍼灸を業とするものは、その腕が未熟であるにもかかわらず、営衛の虧損したものや、全身がやせ細り精が虚し気が竭したものに対しても、鍼を用いることによって無理に補い調えようとするため、反ってその元気自体を傷つけることになるのである。このことをして、鍼は瀉することはできるけれども補うことはできないと言うのである。」この言葉に全てが言い表わされていると私は思う。私はまた《内経》

の諸篇について考えをめぐらしてみる・・・・・

《霊枢・九鍼十二原》に、『虚実の要は、九鍼に最も妙なる法がある。補瀉を行なうときには鍼を用いてこれを行なうべきである。』とあり、

また、『虚しているときにこれを実するということは、気口の脉が虚している場合にこれを補うということである。』とある。

鍼灸を業とするものの大義が、ここに真に書かれている。病邪が経絡に滞ったり気が臓腑に逆した場合、それが鍼の適応症となるのである。同志の方々はここにおいて長年の疑問に解決をつけていただきたい。

井栄兪経合を論ずる　第二

《霊枢・九鍼十二原》に『黄帝が問われた、よろしければ五臓六腑の出る場所を聞きたいのだが。

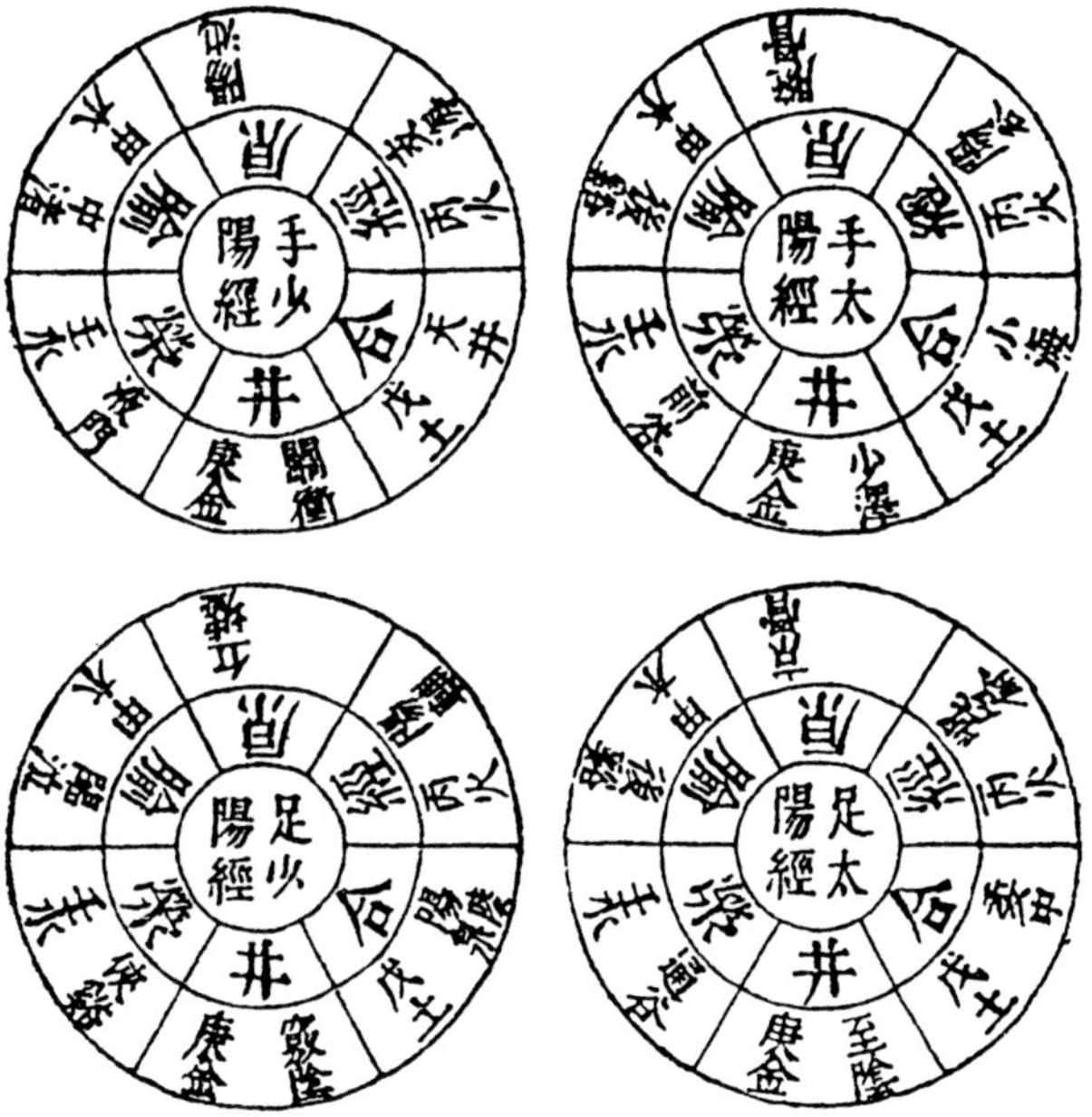

図２－１　太陽少陽井合図

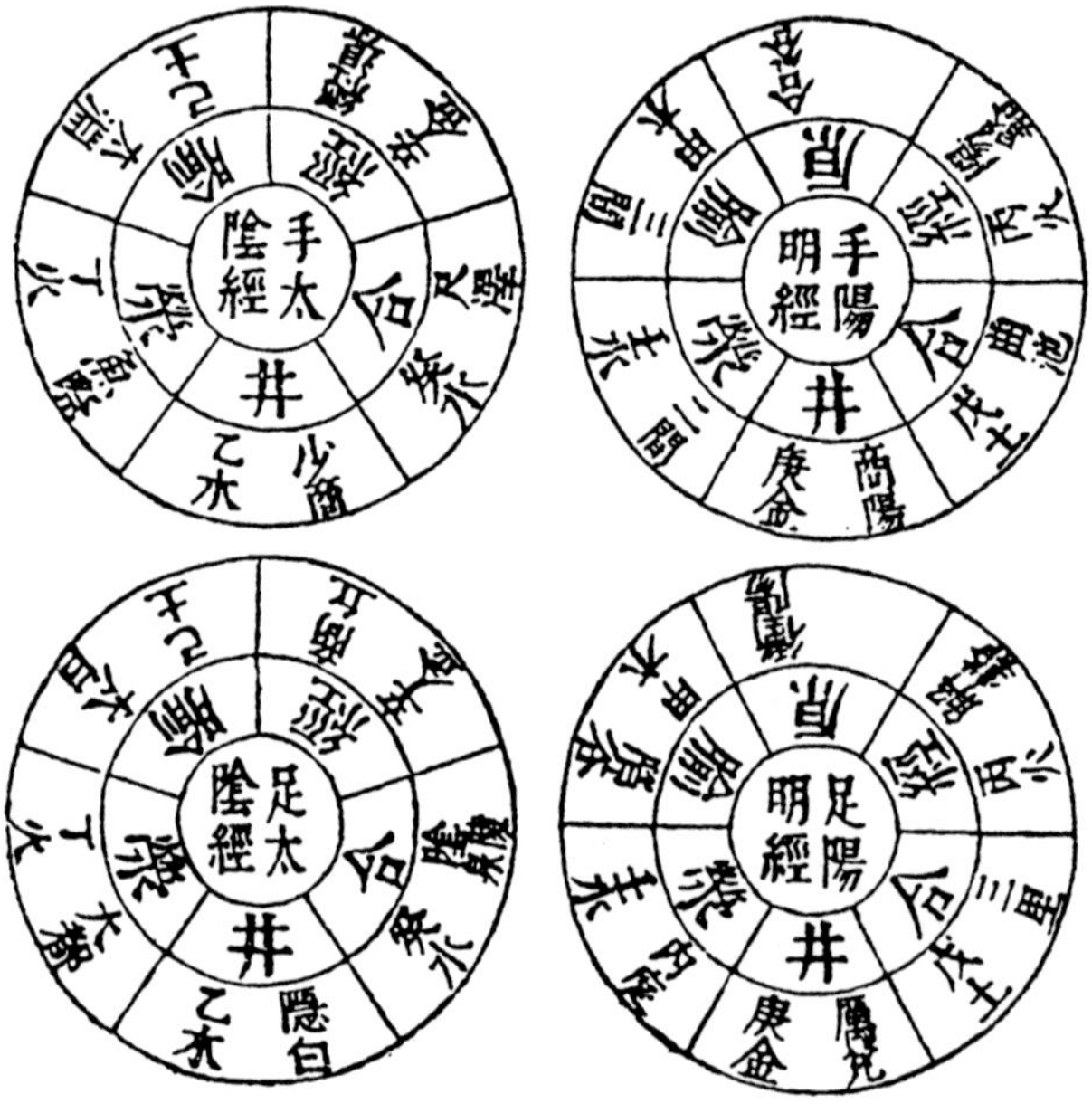

図２－２　陽明太陰井合図

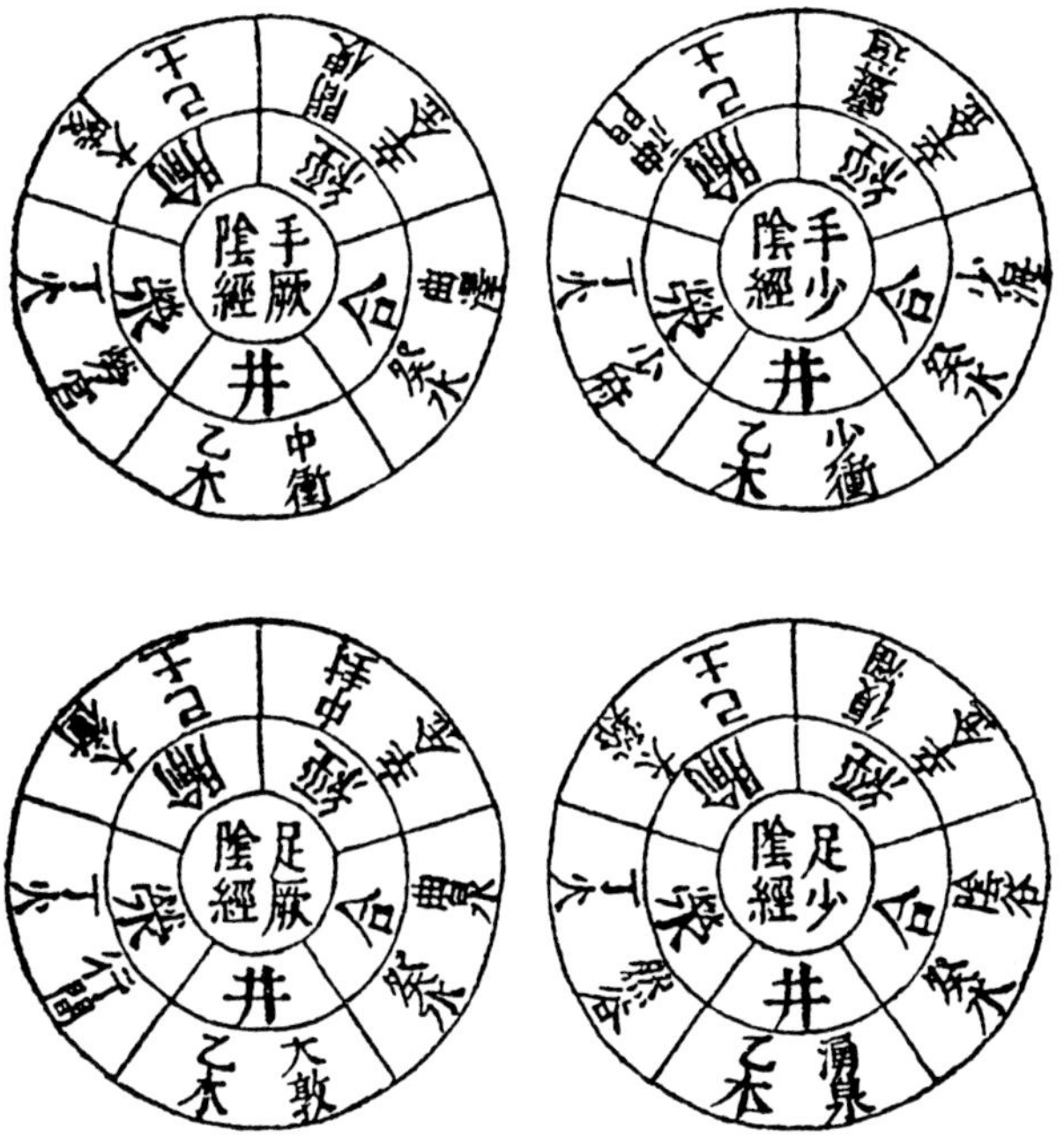

図２－３　少陰厥陰井合図

岐伯が答えた。五臓の経脈にはそれぞれ井・栄・兪・経・合の五種の兪穴があり、五×五で二十五の腧穴があります。六腑の経脈には井・栄・兪・原・経・合の六種の兪穴があり、六×六で三十六種の腧穴があります。人体には十二の経脈があり、十五の絡脈があり、合計で二十七の脉気によって全身を循行しています。各々の脉気が出る所を井と言い、流れる所を経と言い、注ぐ所を兪と言い、行く所を経と言い、入る所を合と言います。このように二十七の脉気は全て五兪に流注しています。』

ある人が私に聞いた。「井・栄・兪・経・合の五種それぞれが主どる病気はなんでしょうか。」私は《難経・六十八難》に基づいて答えた。

井は心下部が満ちることを主どり、栄は身熱することを主どり、兪は身体が重く節々が痛むことを主どり、経は喘咳し悪寒発熱することを主どり、合は逆気して泄することを主どる。これが五臓六腑、井・栄・兪・経・合五種それぞれが主どる病気です。

謝氏がこれに注釈を加えている。これは五臓の病についてそれぞれその一端をあげて説明しているものである。ここにあげられている以外の病気は類推して考えていけばよい。六腑について語っていないのは、六腑が臓に付属するものだからである、と。

《霊枢・九鍼十二原》に、『五臓に六腑あり、六腑に十二原あり、十二原は四関から出る。四関は五臓を治療する主役となる。五臓に病気があるときは、これを治療するために十二原を用いるべきである。十二原は五臓の三百六十五節の経気が集まる場所であり、五臓に病気があればその反応は十二原に出る。十二原にはそれぞれ属する臓腑がある。そういった原の性質をよく考え、その反応を精確に把えるならば、五臓がどのように病んでいるのか判断することができる。』とある。

《難経・六十六難》に、『肺の原は太淵に出る。心の原は太陵に出る。肝の原は太衝に出る。脾の原は太白に出る。腎の原は太谿に出る。少陰の原は神門に出る。胆の原は丘墟に出る。胃の原は衝陽に出る。膀胱の原は京骨に出る。三焦の原は陽池に出る。大腸の原は合谷に出る。小腸の原は腕骨に出る。五臓六腑に病気がある場合は全てその原を用いて治療すればよい。』とある。

井・栄・兪・経・合や井・栄・兪・原・経・合は、それぞれ主とする経穴が、五臓には五種あり六腑には六種ある。肺は、少商を井とし・魚際を栄とし・太淵を兪とし・経渠を経とし・尺沢を合とする。大腸は、商陽［絶陽］を井とし・二間を栄とし・三間を兪とし・合谷を原とし・陽経を経とし・曲池を合とする。五臓の、肺経と心経はその経脈の終点を井とし、脾経・肝経・腎経はその経脈の起点を井とする。六腑の、膀胱経・胆経・胃経はその経脈の終点を井とし、大腸経・小腸経・三焦経はその経脈の起点を井とする。

また《難経・七十四難》に、『春には井穴を刺し、夏には栄穴を刺し、季夏には兪穴を刺し、秋には経穴を刺し、冬には合穴を刺すとはどういう意味でしょうか。その、春に井穴を刺すということは、邪が肝にあることが多いからであり、夏に栄穴を刺すということは、邪が心にあることが多いからであり、季夏に兪穴を刺すということは、邪が脾にあることが多いからであり、秋に経穴を刺すということは、邪が肺にあることが多いからであり、冬に合穴を刺すということは、邪が腎にあることが多いからである。」とある。

個々の病気について刺鍼法が語られているわけではないが、ここから類推し必要に応じて深く考えていけばよいだろう。

虚実を論ずる　第三

医道は虚実に尽きる。鍼刺する場合も虚実をよく弁別していかなければならない。

《素問・宝命全形論篇》に、『人には虚実の症状がある。五虚の症状のものに近付いて瀉法を施してはいけない。五実の症状のものから遠ざかり瀉法を避けてはいけない。』とある。

弟子が聞いた、「五虚とはどのような状態のことを言うのでしょうか。」

私は答えた、「《素問・玉機真蔵論篇》に、脈が細で・皮膚が冷え・気が少なく・下痢し・飲食することができないものを五虚と言う、とあり、近付いて瀉法を施してはいけないというのは、鍼を刺してはいけないということである。」

弟子が聞いた、「五実とはどのような状態のことを言うのでしょうか。」

私は答えた、「《素問・玉機真蔵論篇》に、脈が盛んで・皮膚が熱し・腹が脹り・大小便が通じ難く・ボーッとしているものを五実と言う、とある。遠ざかり瀉法を避けてはいけないというのは、鍼を用いると、瀉法は行ない易いが補法は行ない難いためにこのように言っているのである。」

要穴を精確に弁別して用い、補瀉の手法を的確に行ない、虚実を総綱として治療していくならば、千変万化の症状を現わす病変も、必ず治っていくものである。

謬《びゅう》鍼を論ずる　第四

世の中には鍼灸を業としているにもかかわらず経絡さえも知らない人々がいる。また、鍼を用いるときには薬を用いない人々・天地の理を人身に集約させて考えていくことができない人々・施鍼する場合に浅く鍼することのみで治療していく人々・全ての病気はただ腹を治療すれば治るとばかりに経絡について考えてみようともしないような治療法を代々伝えている人々がいる。愚かな人々はこのような治療を貴ぶので、鍼の道は非常に簡単であると、いいかげんに鍼を施すものが非常に多い。私はそのことによって起こる弊害を非常に憂えるものである。医学の大本はそもそも《内経》に始まっている。鍼経九巻すなわち《霊枢》に始まっている。そこに描かれている鍼の道には、鍼を用いるときは薬を用いてはいけないとか・経絡を理解せずに天地の理を行なうことができるとか・浅い鍼を用い深い鍼は用いないとか・腹部にのみ鍼し四肢には鍼しないといったことは、書かれてはいない。このような治療を行なうのは、奇異なことを行なって人々に媚びようとしているに過ぎないのではないだろうか。医の道は本来生の道である。にもかかわらず、なんと愚かなことがなされているのだろう。

経に、『五法ともにあるが、そのそれぞれに長所がある。』とあるのはこのことだろうか。

天道を知るということは、道に明るいということである。これを人の身体に集約させて考えていけなければ、どうやって病気を治療していくというのであろうか。

経に、『人は地から生じ、命を天に懸ける。天地の気を合しているので名付けて人というのである。天には陰陽があり、人には十二節がある。』とある。

この十二節とはなんだろうか。十二経のことである。経絡を知らないものが天道を人身に集約することなどできようはずがないとは、このことを言っているのである。全ての病気は経絡を通じてなるものであるのに、経絡を理解せずにどうして病気を治すことができよう。浅鍼の術は、虚労の人に最も適したものである。しかし虚している人に鍼をしてはいけないということは前にも述べたとおりである。薬を用いて補うべきである。元気な人が病気になった場合に浅鍼を用いるのは、変気に対して用いる術であり、主体として用いるべき方法ではない。変気の論によると、内は五臓骨髄まで侵され、外は五官や皮膚を傷る。このため、軽い場合でもすぐ重病になり、重症の場合は必ず死ぬ。ゆえにこれを神に祈っても治すことはできない。ではなぜ病気を変移させる必要があるのだろうか。こうは言っても私も浅鍼の術を用いないわけではない。医は意なり、鍼刺の方法を一種類に固定する必要はない。

また腹部のみに刺鍼して四肢には鍼を刺す必要はないという説などは、まさに井の中の蛙大海を知らざるの類にすぎない。そもそも《内経》には、腹部の鍼のみを用いるなどという説はない。古人の鍼はもともと井・栄・兪・経・合を用いることを中心にしている。私の師は、「至妙は四肢にあり。」と言われている。そもそも病気というものは五臓にあるに過ぎない。その五臓の経脈の気は、四肢に満ちて溢れているのである。人体における父母は、心と肺である。その心肺は、横隔膜より上にある。生命はこの二臓を中心に営まれているのである。にもかかわらず、腹部のみに刺鍼せよと言う者は、灸する場合でも腹部にのみ灸せよと言うのであろうか。考えのなんと浅いことであろう。

そうは言っても、私もやはり腹部にはいつも注目して治療している。ある人が聞いた、「病気というものは樹木のようなもので、その枝葉は四肢に現われ、その根は腹部にあると思います。その根である腹部に処置すれば、枝葉である四肢の病気は自然に治っていくのではないでしょうか。」私は答えた、「私の師がいつも言っておられたことをお話しましょう。腹部に注目してその根本を治療し、四肢に注目してその枝葉を治療する。このようにすれば、非常に種類が多く千変万化する病気であっても、必ず治っていくものです。樹木に例えるとよく判ると思いますが、大木の場合、その根を切ったとしても枝葉はまだみずみずしく生きている場合があるでしょう。根が無くなっているのでいずれは枯れていく運命にはあるのですが、完全に枯れきるまでの間は、やはり元気を害していくではありませんか。そのため、私の師は、その根である腹部を治療し、さらにその枝葉をも治療していくのです。このようにするので、大病であっても速やかに治っていくわけです。鍼に補法なしとよく言いますけれども、病気を速やかに治していけば、元気も自然に旺盛になるものです。」また私は言った、「腕が未熟な医者は、こういった標本関係を理解していないため、四肢を本として治療して腹部を標としたり、腹部を本として治療して四肢を標とするものがいるのです。どうしてこのように一概に決めていってしまうことができるのでしょうか。」私もまた腹を分ち、このことを同志に語ろうと思う。

腹部の経穴

◆任脈

曲骨・中極・関元・石門・気海・陰交・神闕・水分・下脘・建里・中脘・上脘・巨闕・鳩尾

曲骨は臍下五寸・中極・関元・石門はそれぞれその上一寸・気海は臍下一寸五分・陰交は臍下一寸・神闕は臍中・水分は臍上一寸で下脘の下一寸・下脘・建里・中脘・上脘はそれぞれその上一寸・巨闕は上脘の上一寸五分・鳩尾は蔽骨の下五分にある。

◆腎経

横骨・大赫・気穴・四満・中注・肓兪・商曲・石関・陰都・通谷・幽門

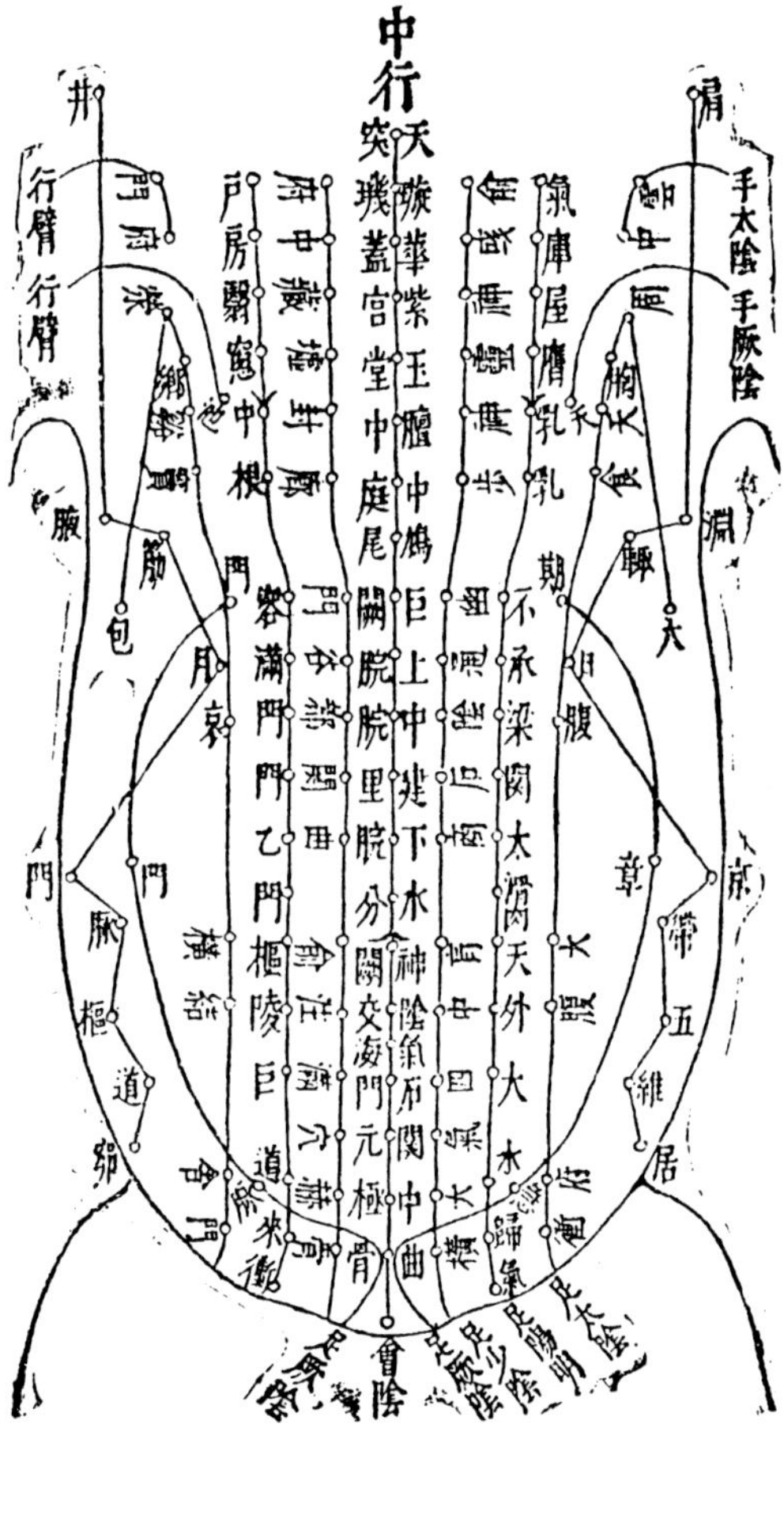

図3　腹診図

横骨は肓兪の下一寸曲骨の傍ら五分・大赫・気穴・四満・中注・肓兪はそれぞれその上一寸正中より五分・肓兪は臍の傍ら五分・商曲は肓兪の上二寸・石関・陰都・通谷・幽門はそれぞれその上一寸正中より五分にある。

◆胃経

不容・承満・梁門・関門・太乙・滑肉門・天枢・外陵・太巨・水道・帰来・気衝

不容は巨闕の傍ら二寸・承満・梁門・関門・太乙・滑肉門はそれぞれその下一寸正中より二寸・天枢は臍の傍ら二寸・外陵は天枢の下一寸・太巨は天枢の下二寸・水道は太巨の下三寸・帰来は太巨の下五寸・気衝は帰来の下鼠蹊部の上一寸にある。

◆脾経

衝門・府舎・腹結・大横・腹哀

衝門は大横の下五寸・府舎は腹結の下三寸・腹結は大横の下一寸三分・大横は腹哀の下三寸五分臍の高さにある。腹哀は日月の下一寸五分正中より三寸半にある。

◆胆経

日月・京門・帯脉・五枢

日月は期門〔肝募〕の下五分・京門は章門〔脇髎〕の後ろ監骨〔第十二肋骨〕の端・帯脉は章門〔脇髎〕の下一寸八分・五枢は帯脉の下三寸水道の傍ら一寸半にある。

◆肝経

章門〔脇髎〕・期門〔肝募〕

章門〔脇髎〕は下脘の傍ら九寸横向きに寝て肘の尽きるところにある。期門〔肝募〕は巨闕の傍ら三寸半にある。

九鍼の図

一、鑱鍼《ざんしん》

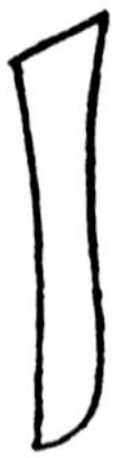

図4

その頭は大きく尖は鋭い。巾鍼《きんしん》に基づいている。尖の半寸を徐々に鋭利にしたものである。長さ一寸六分。熱が頭や身体にある者を治療する場合にこれを用いる。

二、員鍼《えんしん》

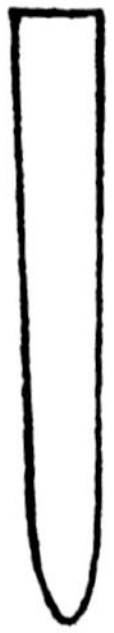

図5

鍼体を筒状にしてその尖端を卵状にしたものである。絮鍼《じょしん》に基づいている。長さ一寸六分。分肉の間や、気が身体に満ちているものを治療する場合にこれを用いる。

三、鍉鍼《ていしん》

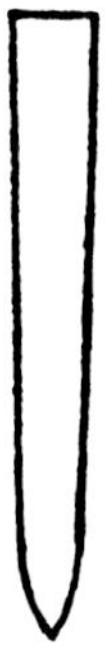

図6

鍼体は大きく尖端は円やかなものである。黎粟《しょぞく》の鋭さを真似る。長さ三寸半。脈を見て気を取り邪気を出させるようなものを治療する場合に用いる。

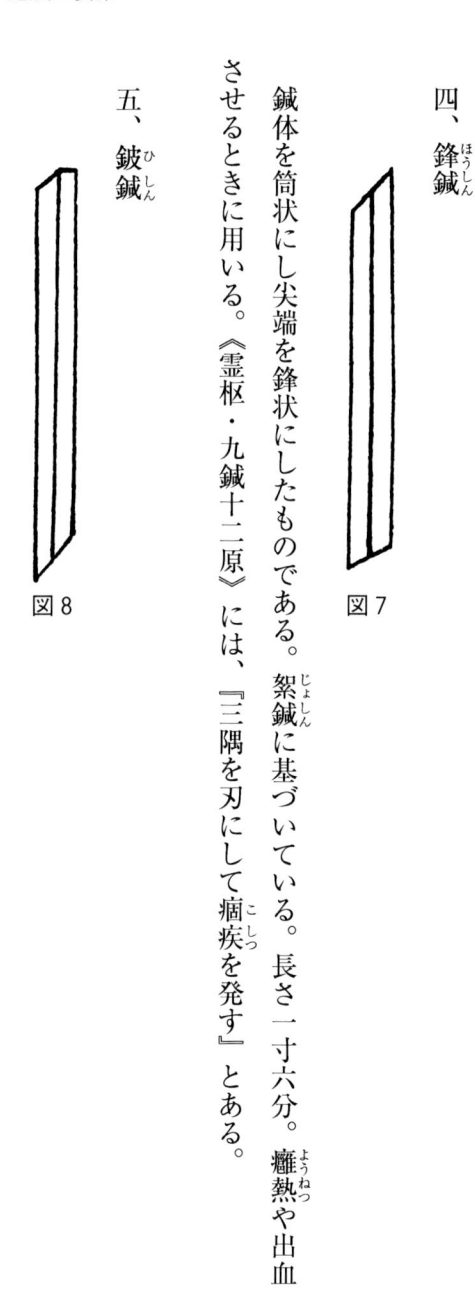

四、鋒鍼《ほうしん》

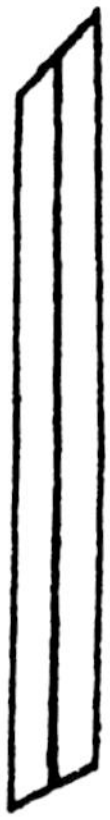

図7

鍼体を筒状にし尖端を鋒状にしたものである。絮鍼《じょしん》に基づいている。長さ一寸六分。癰熱《ようねつ》や出血させるときに用いる。《霊枢・九鍼十二原》には、『三隅を刃にして痼疾《こしつ》を発す』とある。

五、鈹鍼《ひしん》

図8

その尖端は剣尖のようであり、大膿を取る。巾二寸半、長さ四寸、大癰膿《ようのう》や両熱の争うものを治療する。

六、員利鍼《えんりしん》

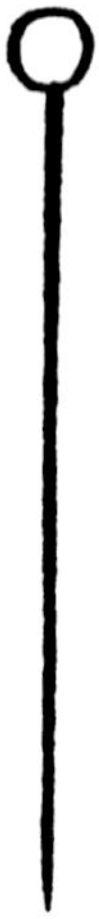

図9

尖端は釐《り》のようで円《まど》かに鋭くしている。鍼体を大きくし鍼柄を小さくしている。釐鍼《りしん》に基づいている。長さ一寸六分。癰痺《ようひ》を取るのに用いる。

七、毫鍼《ごうしん》

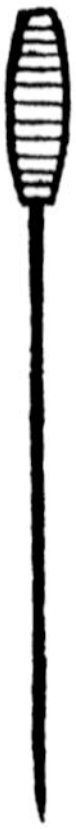

図10

尖端が尖り蚊虻《ぶんぼう》の針のようである。毫毛《ごうもう》に基づいている。長さ一寸六分。寒熱痛痺が絡脈にあるものを取るのに用いる。

八、長鍼

鍼体を長くして尖端を鋒《ほこ》状にする。綦鍼《きしん》に基づいている。長さ七寸。深い邪や遠い痺《ひ》を取るのに用いる。

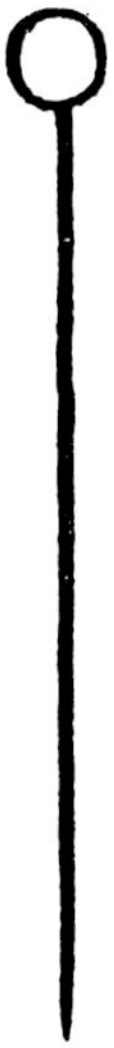
図11

九、大鍼

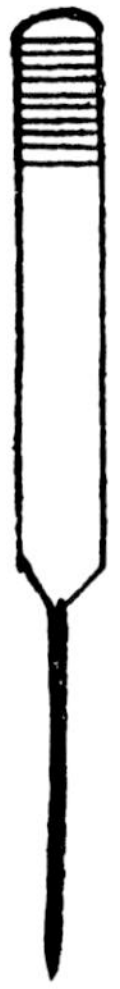
図12

その尖端は少し円やかにする。鋒鍼《ほうしん》に基づいている。長さ四寸。大気が関節から出ないものを治療する。

十五絡脈

手の太陰の別は名付けて列缺という。

実する時は手の鋭掌が熱する、瀉す。虚するときは缺〔気〕が劫〔虚〕し小便が遺数する、補う。

手の少陰の別は名付けて通里という。

実するときは隔膜がつかえる、瀉す。虚するときはものを言うことができなくなる、補う。

手の厥陰の別は名付けて内関という。

実するときは心痛する、瀉す。虚するときは頭強する、内関を両筋の間にとって補う。

手の太陽の別は名付けて支正という。

実するときは関節が緩み肘が廃される、瀉す。虚するときは疣を生じたり指先にかさぶたや疥癬のようなものができたりする、補う。

手の陽明の別は名付けて偏歴という。

実するときは虫歯が痛み耳聾となる、瀉す。虚するときは歯が冷え痺隔する、補う。

手の少陽の別は名付けて外関という。

実するときは肘がひきつる、瀉す。虚するときは収まらない、補う。

足の太陽の別は名付けて飛陽という。
実するときは鼻が詰まり頭背が痛む、瀉す。虚するときは鼻血が出る、補う。

足の少陽の別は名付けて光明という。
実するときは厥〔①気血の逆乱　②四肢厥冷　③癃閉〕する、瀉す。虚するときは痿躄し座ると立つことができないような状態になる、補う。

足の陽明の別は名付けて豊隆という。
気逆となるときは喉が痛み突然話せなくなる。実するときは顛狂する、瀉す。虚するときは足がしっかりせず脛が枯れて細くなる、補う。

足の太陰の別は名付けて公孫という。
血気が上逆するときは霍乱となる。実するときは腸中がキリキリ痛む、瀉す。虚するときは鼓脹する、補う。

足の少陰の別は名付けて大鐘という。

気逆するときは煩悶する。実するときは癃閉する、瀉す。虚するときは腰痛する、補う。

足の厥陰の別は名付けて蠡溝という。

気逆するときは睾丸が腫れ急に痛みだす。実するときは挺長する、瀉す。虚するときは急に痒くなる、補う。

任脈の別は名付けて尾翳《びえい》〔鳩尾〕という。

実するときは腹皮が痛む、瀉す。虚するときは痒くなる、補う。

督脈の別は名付けて長強という。

実するときは脊強《こわ》ばる、瀉す。虚するときは頭重する、補う。

脾の大絡の別は名付けて太包という。

実するときは全身が尽く痛む、瀉す。虚するときは全身の関節が尽くゆるむ、補う。

この十五絡脈は、実しているときは必ず現われる。虚しているときは必ず深く入って、見ようとしても見えなくなるので、その上下を探ってこれを見つけ出すようにする。人の経脈は人それぞれに異なっている。これは、絡脈の別れるところが異なっているためである。

［選鍼三要集　巻の上　終り］

選鍼三要集　巻の下

十四経穴ならびに分寸について

◆手の太陰肺経十一穴

中府・雲門・天府・侠白・尺沢・孔最・列缺・経渠・太淵・魚際・少商

中府は雲門の下一寸・雲門は璇璣の傍ら六寸・天府は腋下三寸・侠白は肘上五寸・尺沢は肘中横紋上の陥凹中・孔最は腕上七寸・列缺は腕後一寸五分手を交叉させて示指の端の届くところ骨間の陥凹中・太淵は横紋の陥凹中・魚際は大指本節の後ろ・少商は手の大指の端内側爪甲を去ること韮の葉のごとし。

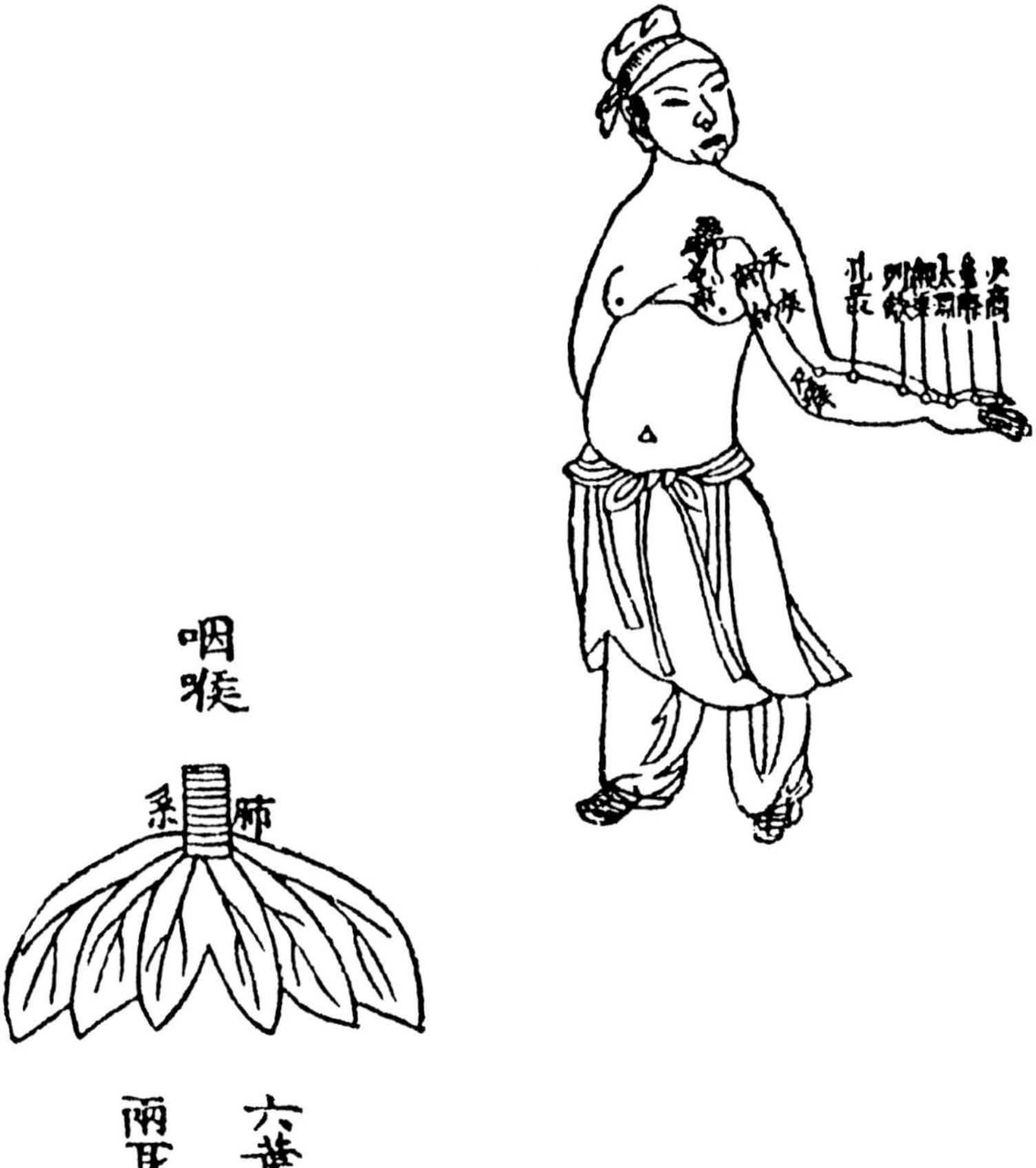

図13　手の太陰肺経

◆手の陽明大腸経二十穴

商陽〔絶陽〕・二間・三間・合谷・陽谿・偏歴・温溜・下廉・上廉・三里・曲池・肘髎・五里・臂臑・肩髃・巨骨・天鼎・扶突・禾髎・迎香

商陽〔絶陽〕は手の示指の端内側爪甲を去ること韮の葉のごとし・二間は示指の本節の前内側・三間は示指の本節の後ろ内側・合谷は大指と示指との岐骨の間・陽谿は腕上の陥凹中・偏歴は腕後三寸・温溜は腕後五寸両筋の間・下廉は曲池の下四寸・上廉は三里の下二寸・三里は曲池の下二寸・曲池は肘を屈して出る横紋の頭・肘・は肘の大骨の外廉陥凹中・五里は肘上三寸・臂臑は肘上七寸・肩髃は肩の端の陥凹中・巨骨は肩の上骨の尖端の傍ら・天鼎は缺盆の上扶突の下一寸・禾髎は水溝の傍ら五分・迎香は鼻孔の傍ら五分

◆足の陽明胃経四十五穴

承泣・四白・巨髎・地倉・大迎・頬車・下関・頭維・人迎・水突・気舎・缺盆・気戸・庫房・屋翳・膺窓・乳中・乳根・不容・承満・梁門・関門・太乙・滑肉門・天枢・外陵・太巨・水道・期

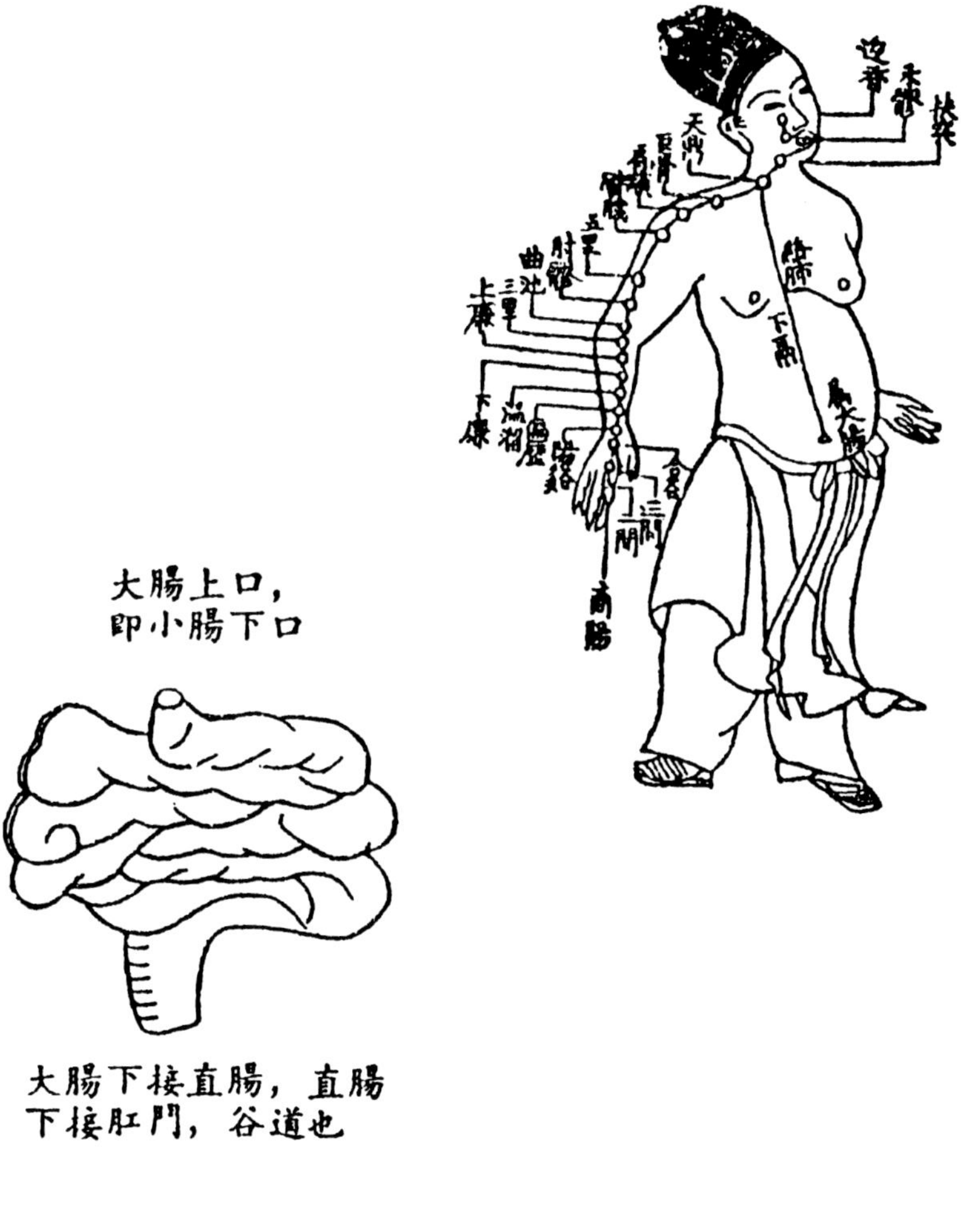
大腸上口，
即小腸下口
大腸下接直腸，直腸
下接肛門，谷道也
商陽

図14　手の陽明大腸経

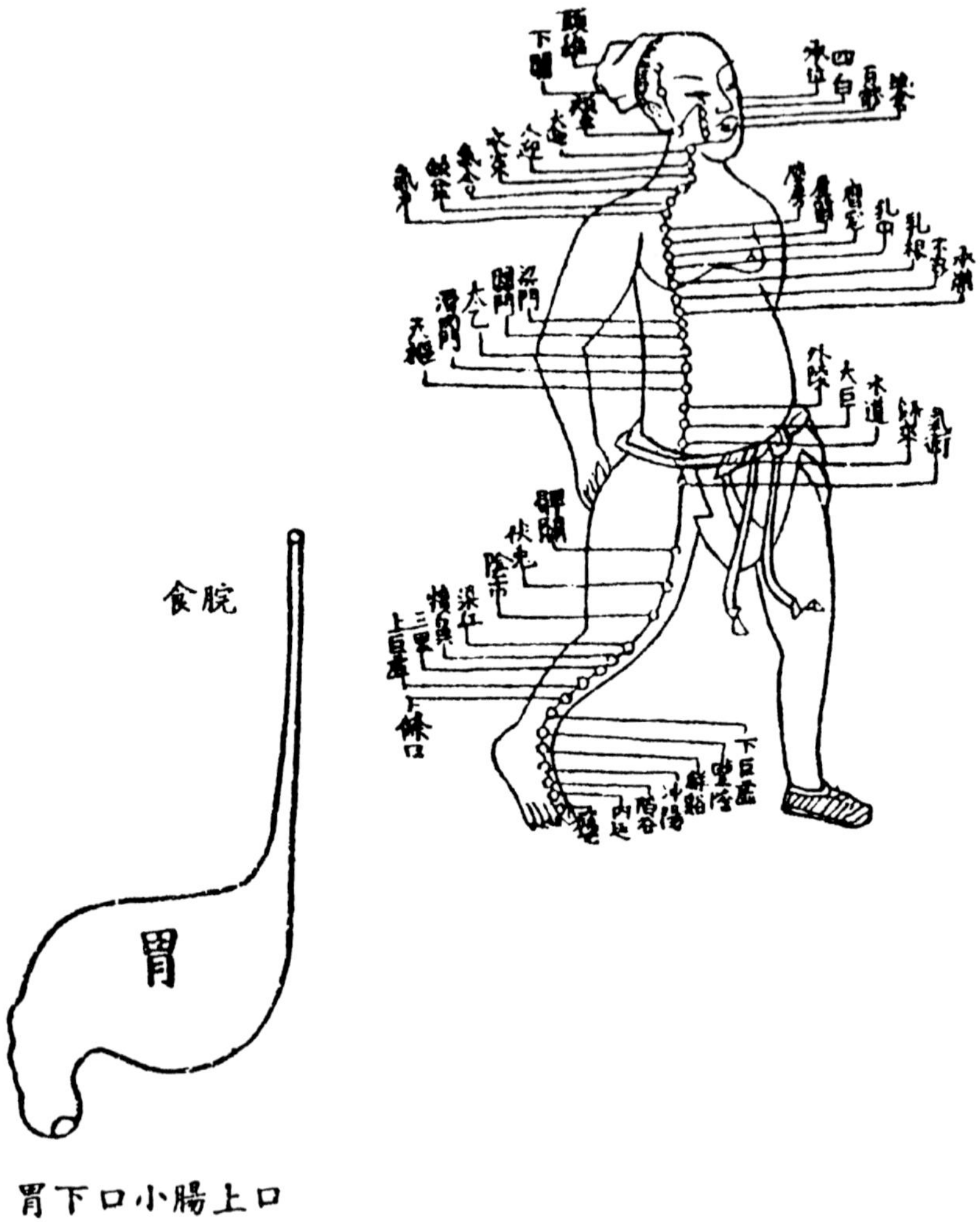

図15　足の陽明胃経

来・気衝・髀関・伏兎・陰市・梁丘・犢鼻・足三里・上巨虚・条口・下巨虚・豊隆・解谿・衝陽・陥谷・内庭・厲兌

承泣は目の下七分・四白は目の下一寸・巨髎は鼻孔の傍ら八分・地倉は唇を挟んで傍ら四分付近・大迎は曲頷の前一寸三分・頬車は耳の下八分陥凹中・下関は耳前の動脈・頭維は神庭の傍ら四寸半・人迎は喉頭隆起の傍らを挟んでそれぞれ一寸五分・水突は人迎の下陥凹中・気舎は水突の下陥凹中・缺盆は気舎の後ろ大骨の陥凹中・気戸は璇璣の傍ら正中線から開くことそれぞれ四寸・庫房は気戸の下一寸五分・屋翳・膺窓・乳中・乳根はそれぞれの間を去ること一寸六分で正中線から開くこと四寸・不容は巨闕の傍ら二寸・承満・梁門・太乙・滑肉門はそれぞれの間を去ること一寸で正中線から開くこと二寸・天枢は臍の傍ら二寸・外陵は天枢の下一寸・太巨は二寸・水道は太巨の下三寸・期来は太巨の下五寸・気衝は期来の下鼠蹊部の上一寸・髀関は膝の上一尺二寸・伏兎は膝の上六寸・陰市は膝の上三寸・梁丘は膝の上二寸両筋の間・犢鼻は膝の間の中の陥凹中・足三里は膝眼の下三寸・上巨虚は三里の下三寸・条口は三里の下五寸・下巨虚は三里の下六寸・豊隆は外踝の上八寸・解谿は外踝の前衝陽から後ろへ一寸五分・衝陽は陥谷から去ること二寸・陥谷は内庭を去ること二寸・内庭は足の示指外の骨の間・厲兌は足の示指の端外側爪甲を去ること韮の葉のごとし

◆足の太陰脾経二十一穴

隠白・太都・太白・公孫・商丘・三陰交・漏谷・地機・陰陵泉・血海・箕門・衝門・府舎・腹結・大横・腹哀・食竇・天谿・胸郷・周栄・太包

隠白は、足の大指の端内側の爪甲を去ること韮の葉のごとし・大都は大指の本節の前内側・太白は大指の本節の後ろ核骨の下陥凹中・公孫は大指本節の後ろ一寸陥凹中・商丘は内踝の前少し下の陥凹中・三陰交は内踝の上三寸・漏谷は内踝の上六寸・地機は膝下五寸・陰陵泉は膝下内廉の陥凹中・血海は膝の上二寸・箕門は魚腹の上越筋の間陰股の内側動脈上・衝門は大横の下五寸・府舎は腹結の下三寸・腹結は大横の下一寸三分・大横は腹哀の下三寸五分臍の高さ・腹哀は日月の下一寸五分共に正中線から開くこと三寸半・食竇は天谿の下一寸六分・天谿・胸郷・周栄はそれぞれ間を去ること一寸六分正中線から開くこと六寸・太包は腋下淵液の下三寸

◆手の少陰心経九穴

極泉・青霊・少海［曲節］・霊道・通里・陰郄・神門・少府・少衝［徑始］

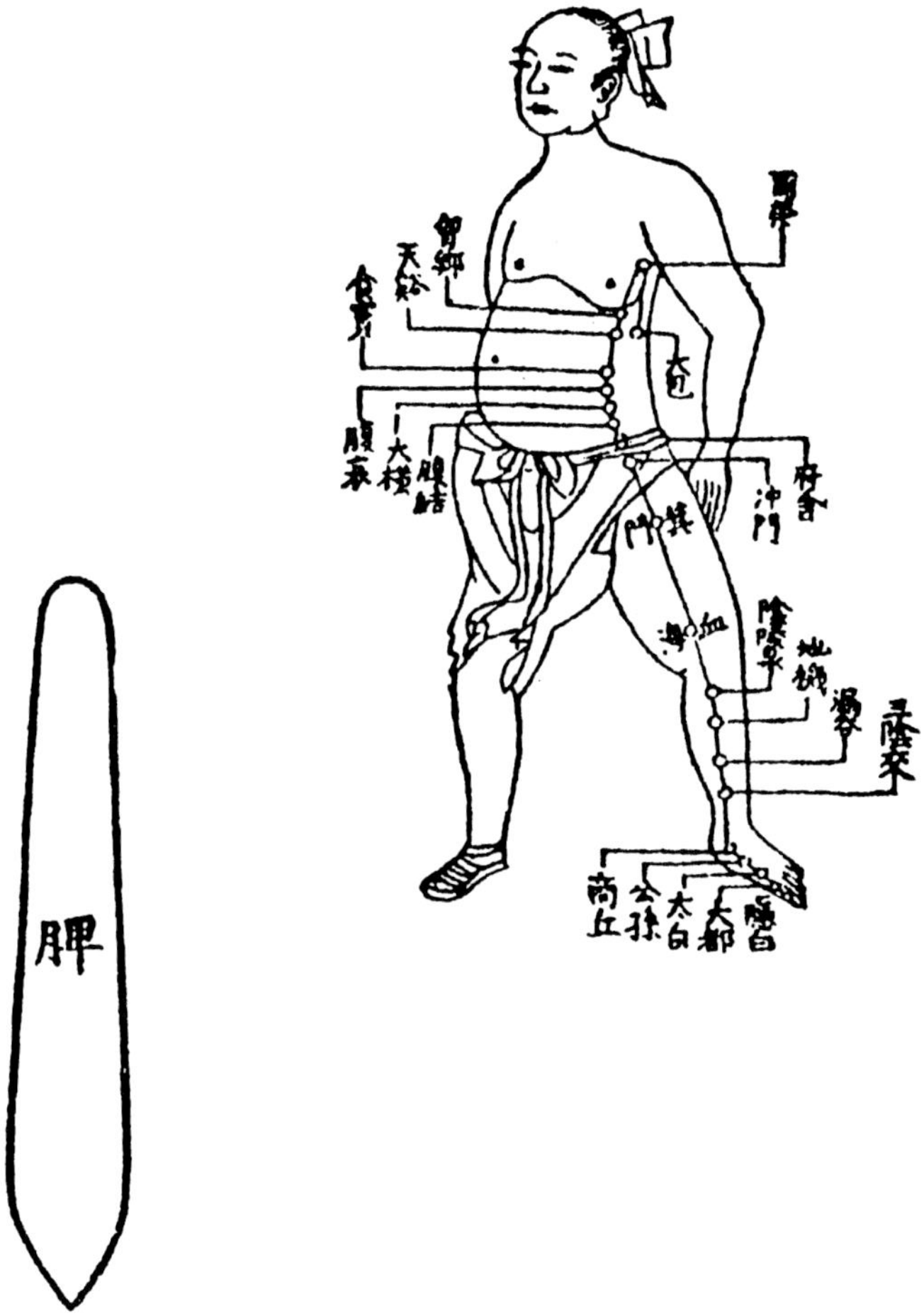

図16　足の太陰脾経

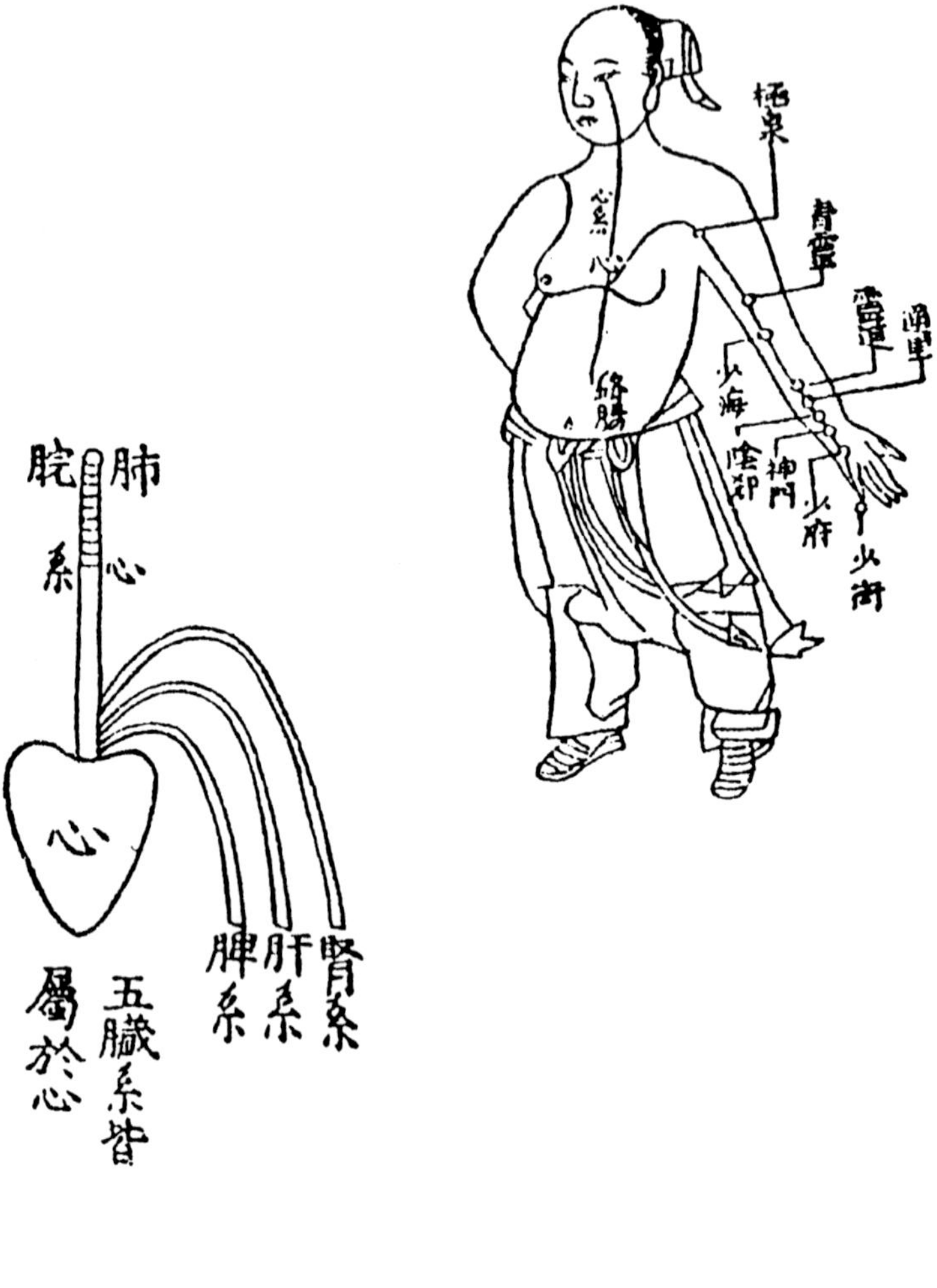

図17　手の少陰心経

極泉は腋下の筋間の動脈が胸中に入るところ・青霊は肘上三寸・少海［曲節］は肘の内廉大骨の下五分・霊道は腕後一寸五分・通里は腕後一寸・陰郄は掌後の脉中で腕を去ること五分・神門は掌後鋭骨の端・少府は手を握ってできる横紋の頭・少衝［徑始］は手の小指の端内側爪甲を去ること韮の葉のごとし

◆手の太陽小腸経十九穴

少沢・前谷・後谿・腕骨・陽谷・養老・支正・小海・肩貞・臑兪・天宗・秉風・曲垣・肩外・肩中・天窓［窓篭］・天容・顴髎・聴宮

少沢は手の小指の端外側爪甲を去ること韮の葉のごとし・前谷は小指外側本節の前・後谿は外側本節の後ろ・腕骨は小指の後ろ岐骨の留まり・陽谷は掌後鋭骨の下腕上一寸・養老の穴・支正は腕後五寸・小海は肘の外側大骨の外廉肘端を去ること五分・肩貞は肩甲棘の下・臑兪は顴・の後ろ大骨の下陥凹中・天宗は秉風の後ろ大骨の下陥凹中・秉風は肩の上肘をあげて窪みができるところ・曲垣は肩の中央陥凹中・肩外は大杼と同じ高さで脊骨を去ること三寸・肩中の兪は大椎の傍ら二

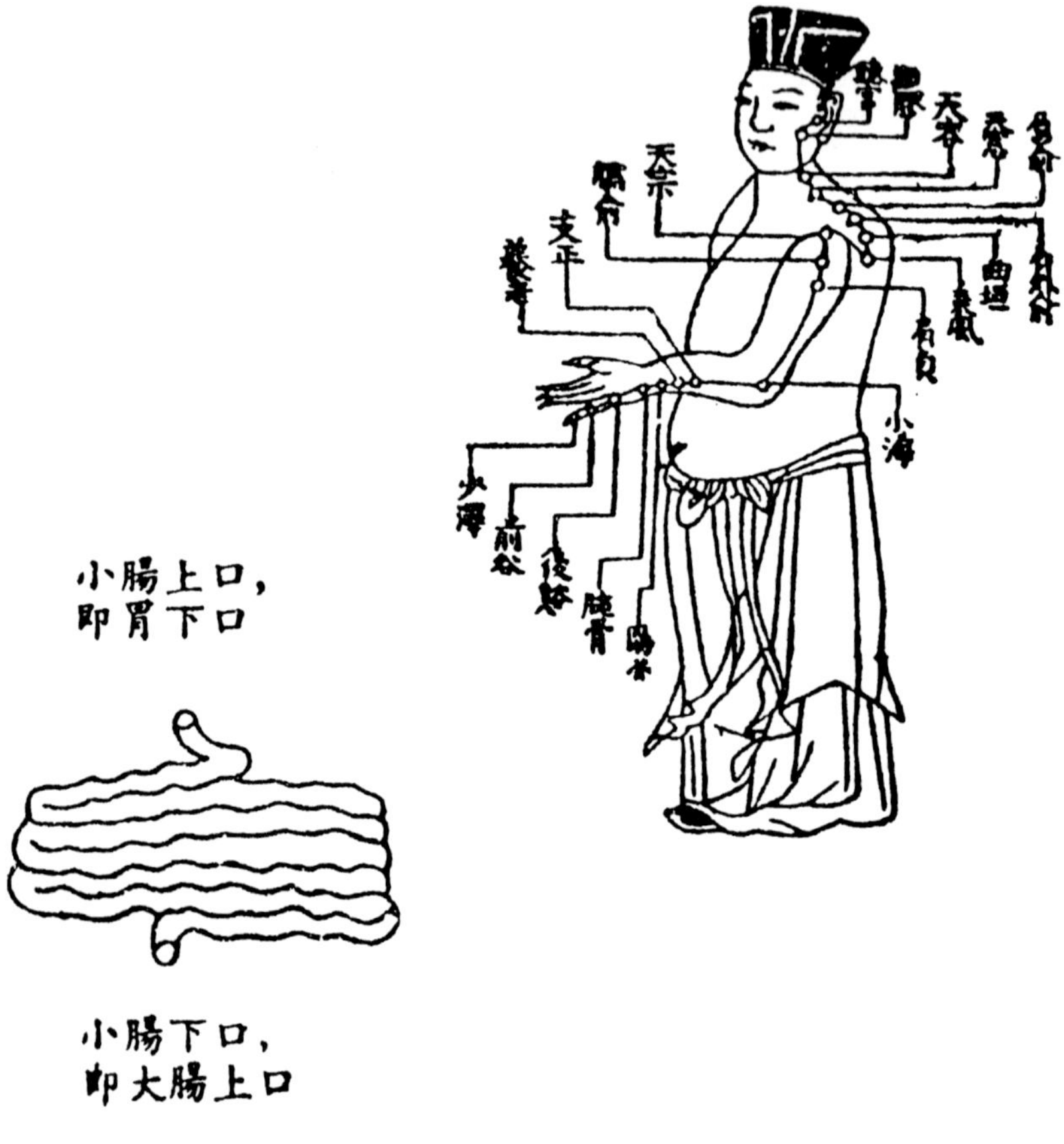

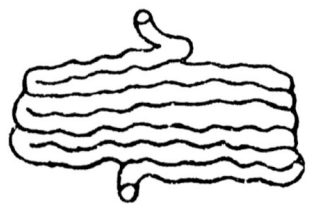

図18　手の太陽小腸経

寸・天窓［窓篭］は缺盆の上扶突の後ろ動脉の陥凹中・天容は耳下曲頬の後ろ・顴髎は顔の頬骨の下廉陥凹中・聴宮は耳前赤小豆のごとし

◆足の太陽膀胱経六十三穴

睛明・攅竹・曲差・五処・承光・通天・絡却・玉枕・天柱・大杼・風門・肺兪・厥陰兪・心兪・膈兪・肝兪・胆兪・脾兪・胃兪・三焦兪・腎兪・大腸兪・小腸兪・膀胱兪・中膂内兪・白環兪・上髎・次髎・中髎・下髎・会陽・附分・魄戸・膏肓・神堂・譩譆・膈関・魂門・陽綱・意舎・胃倉・肓門・志室・胞肓・秩辺・承扶・殷門・浮郄・委陽・委中・合陽・承筋・承山・飛陽・跗陽・崑崙・僕参・申脉・金門・京骨・束骨・通谷・至陰

睛明は目の内眥一分・攅竹は眉頭の陥中・曲差は神庭の傍ら一寸五分・五処は曲差の後ろ一寸五分・通天は承光の後ろ一寸五分・絡却は通天の後ろ一寸五分・玉枕は絡却の後ろ一寸五分・天柱は頚の大筋外廉髪際の陥凹中・大杼は第一の椎の下正中線を開くこと一寸五分・風門は第二の椎の下・肺兪は第三の椎の下・厥陰兪は第四の椎の下・心兪は五・膈兪は七・肝兪は九・胆兪は十・脾兪は十一・胃兪は十二・三焦兪は十三・十四は腎兪・十六は大腸・十八は小腸・十九は膀胱・二十

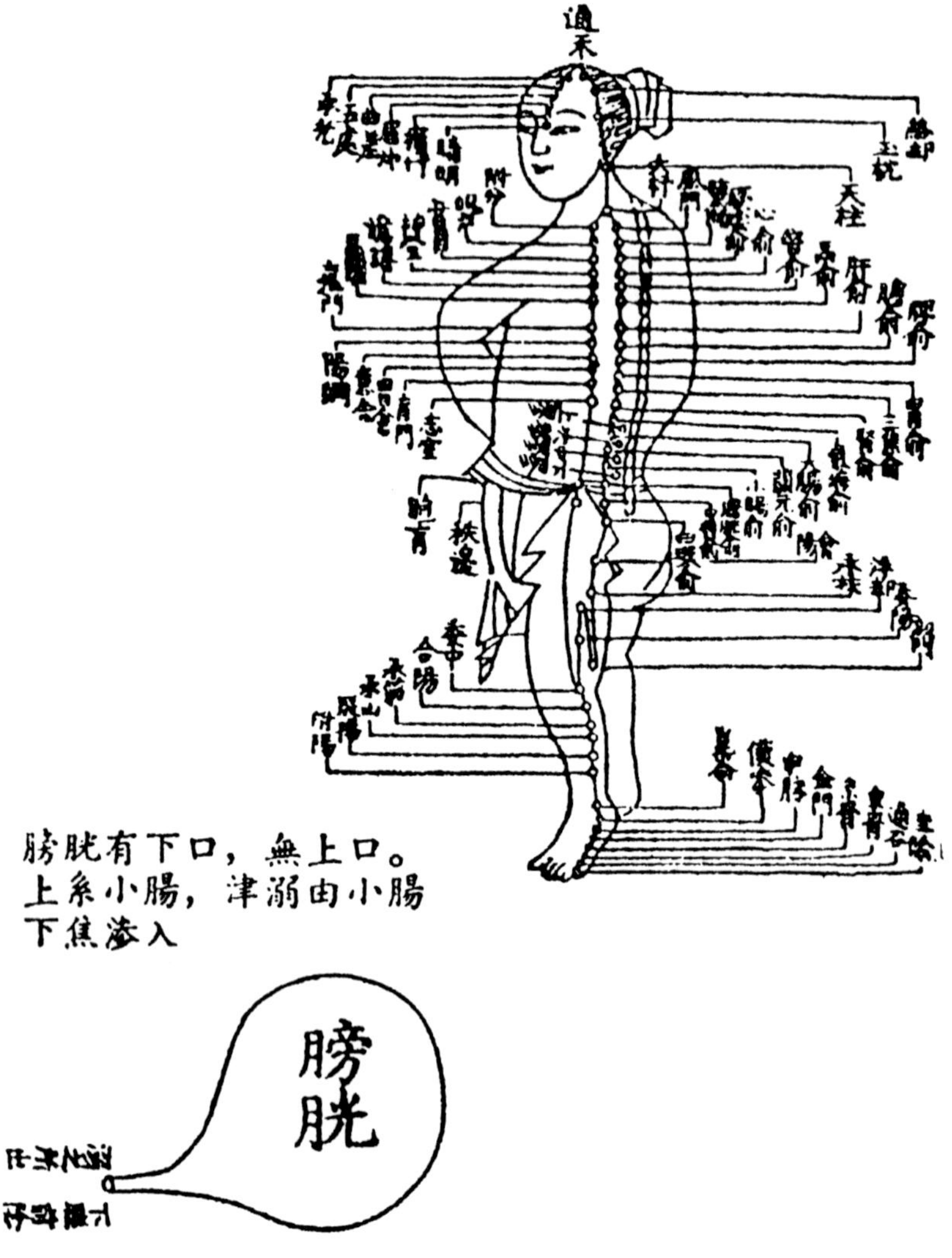
膀胱有下口，無上口。
上系小腸，津溺由小腸
下焦滲入
膀胱

図19　足の太陽膀胱経

は中膂内兪・第二十一椎の下には白環あり・上髎は第十七椎の下・次髎・中髎・下髎はそれぞれ脊を挟む・会陽の二穴は座してこれをとる〔口伝〕・また上の第二椎の下に附分あり正中線から開くことそれぞれ三寸・第三は魄戸・四は膏肓・神堂は五・譩譆は六・膈関は七・魂門は九・陽綱は十・意舎は十一・胃倉は十二・肓門は十三・十四は志室・十九は胞肓・二十は秩辺・承扶は尻の下の横紋の中央陥凹中・殷門は承扶の下六寸・浮郄はその一寸外方の上・委陽は殷門と同じ高さ・委中は膝窩横紋陥凹中の動脈上・その下三寸が合陽の穴・承筋は合陽と承山との中央・承山は腓腹筋の分かれ目で踵を上ること七寸・飛陽は外踝の上七寸で承山と同じ高さ・跗陽は外踝の上三寸・崑崙は外踝の後ろ陥凹中・僕参は足跟骨の下陥凹中・申脈は外踝の下五分・金門は外踝の下一寸・京骨は外踝の前大骨の下陥凹中・束骨は小趾外側本節の後ろ・通谷は外側本節の前・至陰は足の小趾の端外側で爪甲を去ること韮の葉のごとし

◆足の少陰腎経二十七穴

湧泉・然谷・太谿・大鐘・照海〔陰蹻〕・水泉・復溜・交信・築賓・陰谷・横骨・大赫・気穴・四満・中注・肓兪・商曲・石関・陰都・通谷・幽門・歩廊・神封・霊墟・神蔵・彧中・兪府

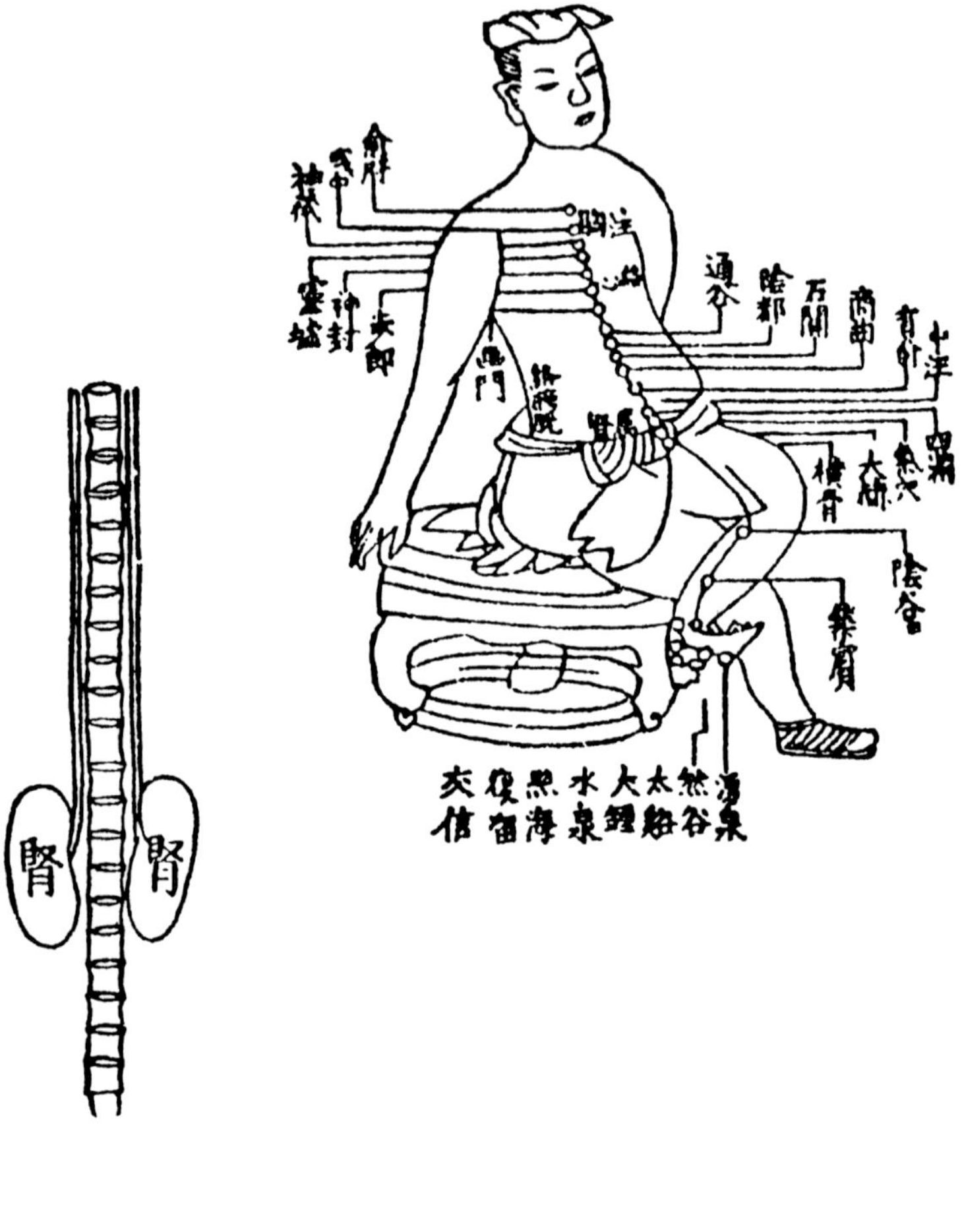

図20　足の少陰腎経

湧泉は足心の陥凹中・然谷は内踝の前・太谿は内踝の後ろ動脈上・大鐘は足跟骨の前・照海〔陰蹻〕は内踝の下一寸・水泉は太谿の下一寸・復溜は内踝の後ろから上へ二寸・交信は内踝の上二寸〔復溜・交信の二穴は筋を隔てて前後している・太陰の後ろ少陰の前〕・築賓は内踝の上五寸・陰谷は膝下横紋陥凹中・横骨は肓兪の下五寸曲骨の傍ら五分・大赫・気穴・四満・中注はそれぞれの間を去ること一寸正中線を開くこと五分・肓兪は臍の傍ら五分・商曲は肓兪の上二寸・石関・陰都・通谷・幽門はそれぞれの間を去ること一寸正中線を開くこと五分・歩廊はの神封下一寸六分・神封・霊墟・神蔵・彧中はそれぞれの間を去ること一寸六分正中線を開くこと二寸・兪府は璇璣の傍ら二寸

◆手の厥陰心包経九穴

天池・天泉・曲沢・郄門・間使・内関・大陵・労宮・中衝

天池は乳後一寸・天泉は腋下二寸・曲沢は肘の横紋陥凹中・郄門は腕関節の後ろ五寸・間使は腕関節の後ろ三寸・内関は掌の後ろ二寸両筋の間・大陵は掌の後ろ両筋の間・労宮は中指と無名指とを屈してその頭の当たるところ・中衝は手の中指の端内側爪甲を去ること韮の葉のごとし

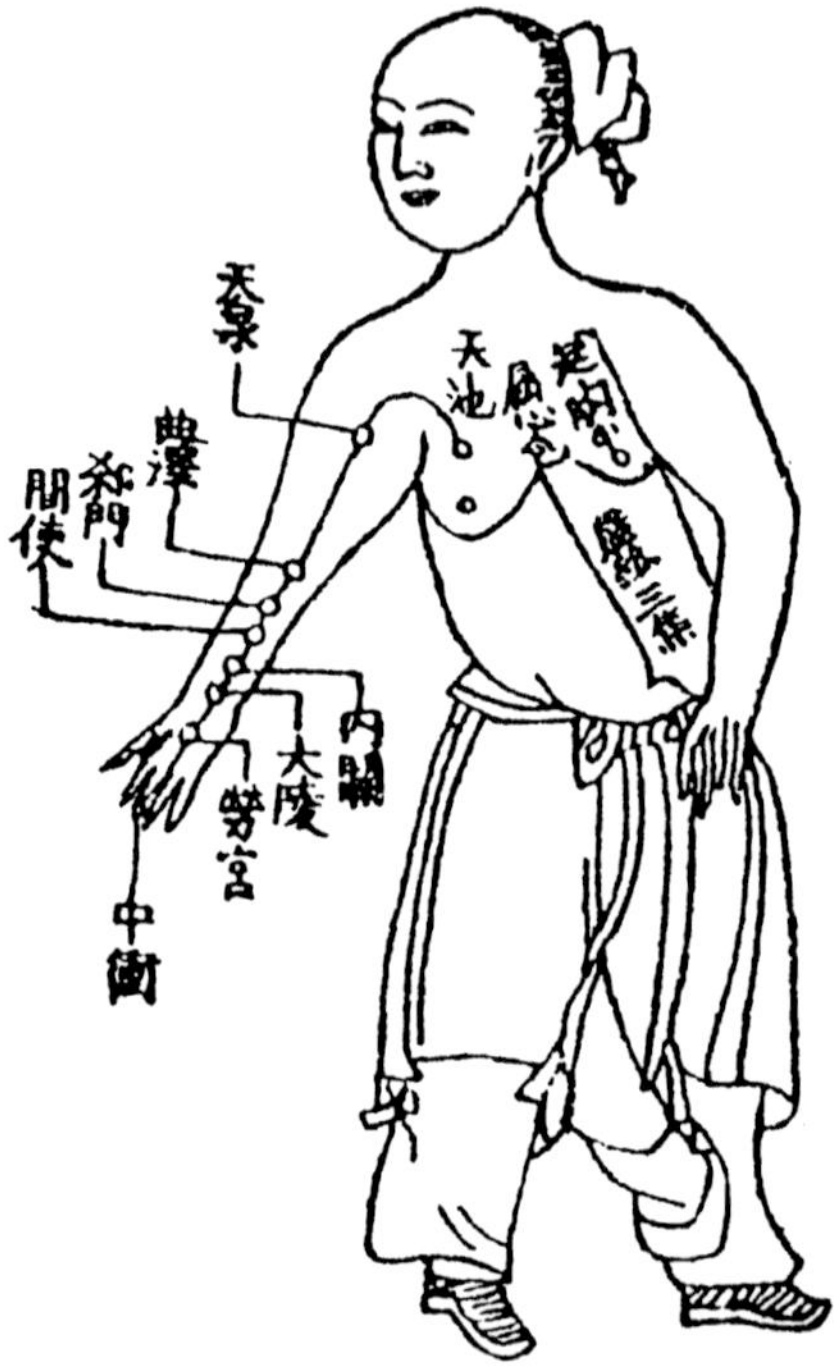

図21　手の厥陰心包経

◆手の少陽三焦経二十三穴

関衝・液門・中渚・陽池・外関・支溝・会宗・三陽絡・四涜・天井・清冷淵・消濼・臑会・肩髎・天髎・天牖・翳風・瘈脈・顱息・角孫・耳門・和髎・絲竹空

関衝は手の無名指の端外側爪甲を去ること韮の葉のごとし・液門は無名指の本節の前・中渚は液

門の後ろ一寸・陽池は腕上の陥凹中・外関は腕関節の後ろ二寸・支溝は腕関節の後ろ三寸・会宗は腕関節の後ろ三寸の外傍・三陽絡は腕関節の後ろ四寸の内傍ら・四涜は肘の前五寸・天井は肘の後ろから上へ一寸・清冷淵は肘上二寸・消濼は腋に対する上腕の外側・臑会は肩頭を去ること三寸・肩髎は肩の巨骨の後ろ陥凹中・天髎は肩井の後ろ一寸・天牖は缺盆の上天容の後ろ天容と筋を隔てる天柱の前・翳風は耳の後ろ尖角の陥凹中・瘈脉は耳後鶏足のところ・顱息は耳後の青い絡脈上・

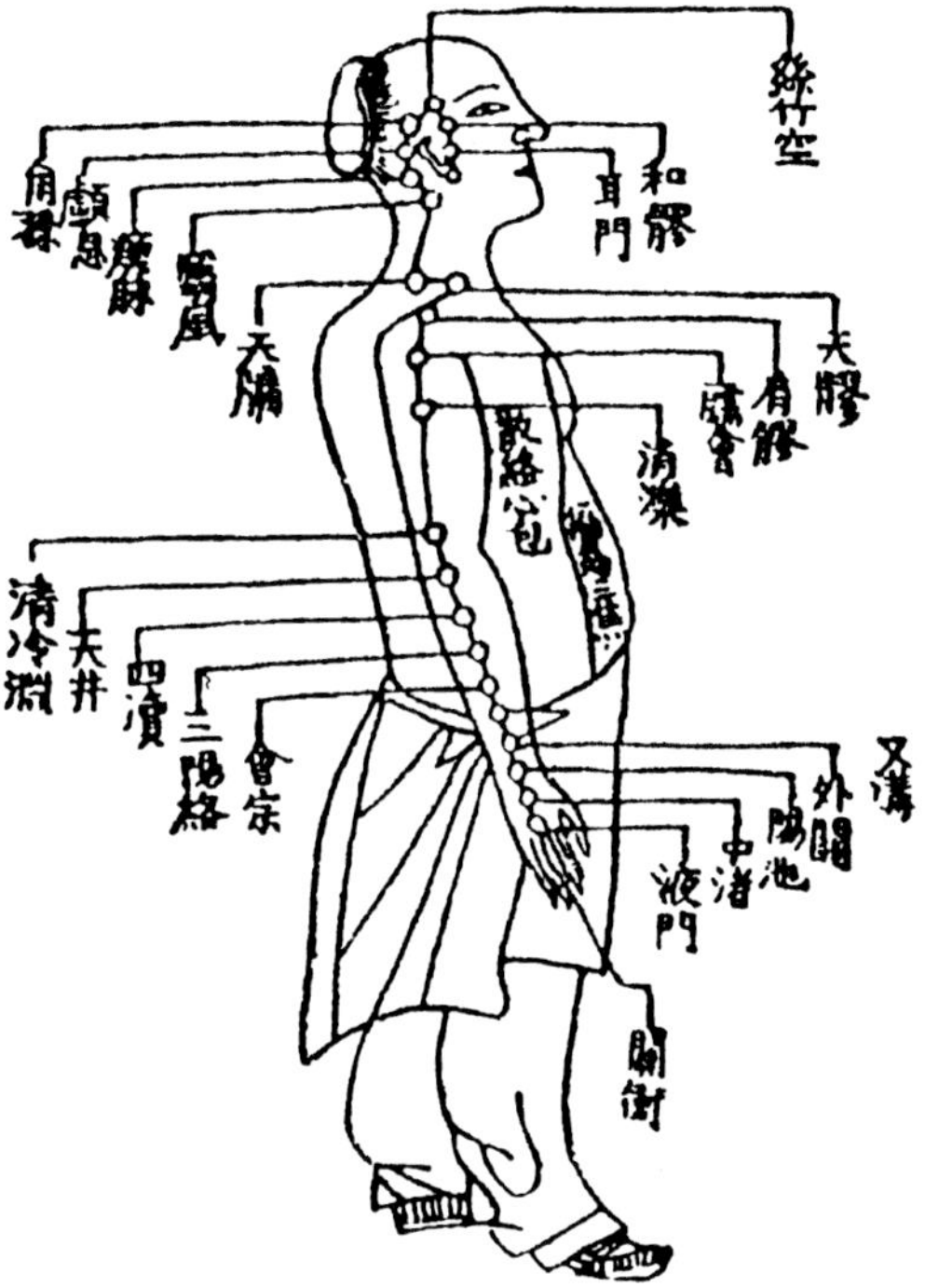

図22　手の少陽三焦経

角孫は耳上の中央の空・耳門は耳珠耳缺・和髎は耳前の髪際動脈上・絲竹空は眉の後ろ陥凹中

◆足の少陽胆経四十三穴

瞳子髎・聴会・客主人・頷厭・懸顱・懸釐・曲鬢・率谷・天衝・浮白・竅陰［枕骨］・完骨・本神・陽白・臨泣・目窓・正営・承霊・脳空・風池・肩井・淵液・輒筋・日月・京門・帯脈・五枢・維道・居髎・環跳・中瀆・陽関・陽陵泉・陽光・外丘・光明・陽輔・懸鐘・丘墟・足臨泣・地五会・侠谿・竅陰

瞳子髎は目の外眥を去ること五分・聴会は耳前動脈陥凹中・客主人は耳前起骨の上で口を開いて空となるところ・頷厭は脳空の上廉曲角の下・懸顱は頷厭の下曲角の端・懸釐は耳上髪際陥凹中・曲鬢は耳上髪際の角・率谷は耳上髪際を更に入ること一寸・天衝は耳後髪際に入ること二寸・浮白は耳後髪際に入ること一寸・竅陰［枕骨］は完骨の上竅陰の下動揺させれば空処がある・完骨は耳後髪際に入ること四分・本神は曲差の傍ら一寸五分・陽白は眉上一寸・臨泣は目の上まっすぐに髪際に入ること五分・目窓は臨泣の後ろ一寸・正営は目窓の後ろ一寸・承霊は正営の後ろ一寸五分・脳空は承霊の後ろ一寸五分・風池は耳後こめかみの後ろ髪際の陥凹中・肩井は肩上の陥凹中大骨の

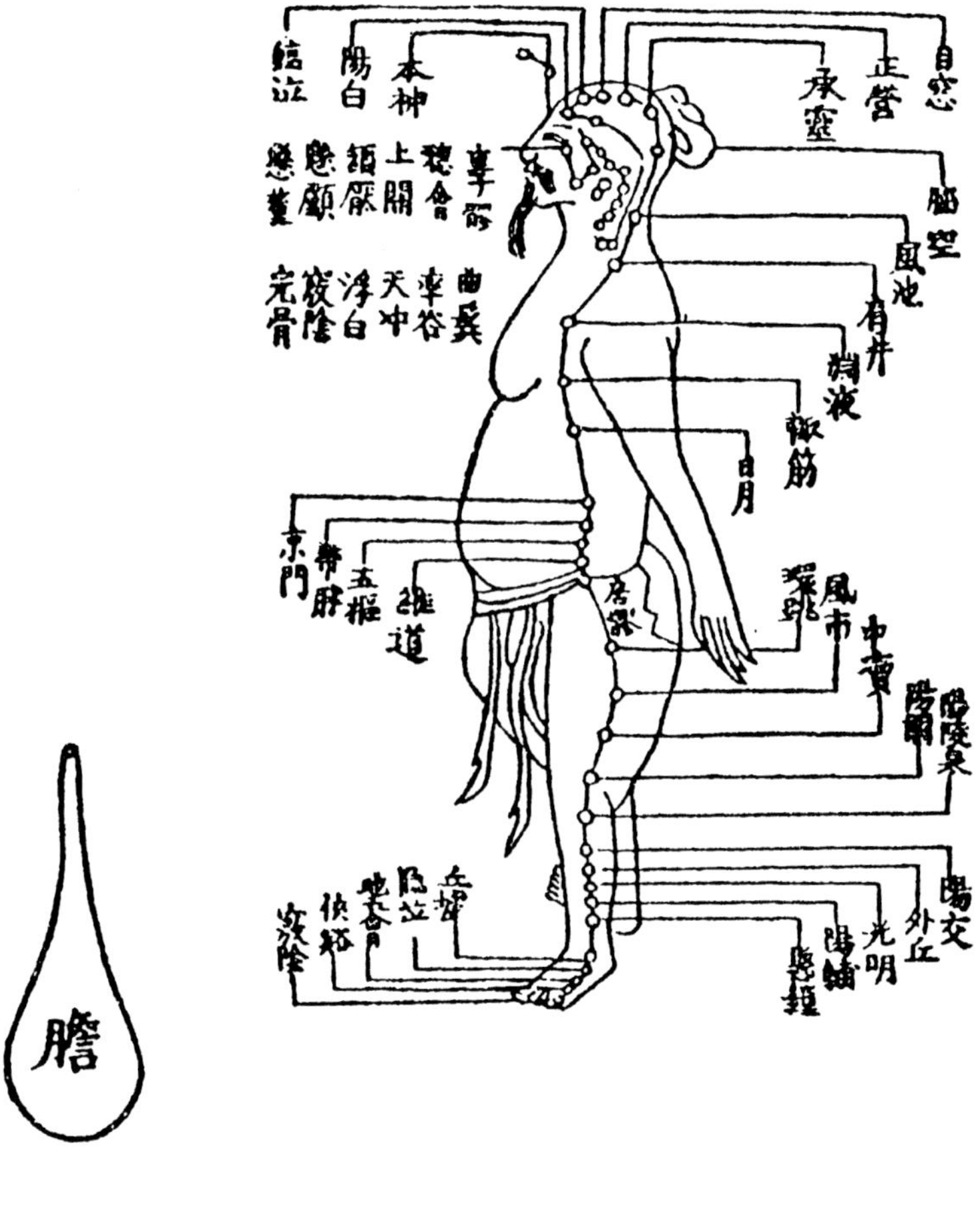
臨泣
陽白
本神
承靈
正營
目窓
瞳子髎
聽會
上關
頷厭
懸顱
懸釐
曲鬢
率谷
天冲
浮白
竅陰
完骨
腦空
風池
肩井
淵液
輙筋
日月
京門
帯脈
五樞
維道
居髎
環跳
風市
中瀆
陽關
陽陵泉
陽交
外丘
光明
陽輔
懸鍾
丘墟
臨泣
地五會
侠谿
竅陰
膽

図23　足の少陽胆経

前一寸五分・淵液は腋下三寸・輒筋は淵液の前一寸・日月は期門〔肝募〕の下五分・京門は章門〔脇髎〕の後ろ監骨〔第十二肋骨〕の端・帯脉は章門〔脇髎〕の下一寸八分・五枢は帯脉の下三寸・維道は章門〔脇髎〕の下五寸三分・居・は章門〔脇髎〕の下八寸三分・環跳は髀枢の中にあり横に寝て下側の足を伸ばし上側の足を曲げてとる・中瀆は膝の上五寸分肉の間陥凹中・陽関は陽陵泉の上三寸・陽陵泉は膝下一寸外廉・陽交は外踝の上七寸・外丘は外踝の上七寸より前へ三寸・光明は外踝の上五寸・陽輔は外踝の上四寸・懸鐘は外踝の上三寸・丘墟は外踝の下前へいき臨泣の後ろ三寸・足臨泣は小趾と第四趾の本節の間を後ろへ侠谿を去ること一寸五分・地五会は侠谿を去ること一寸・侠谿は小趾と第四趾の岐骨の間・竅陰は足の無名指の端外側爪甲を去ること韮の葉のごとし

◆足の厥陰肝経十四穴

大敦・行間・太衝・中封・蠡溝・中都・膝関・曲泉・陰包・五里・陰廉・急脉・章門〔脇髎〕・期門〔肝募〕

大敦は足の大趾の端外側爪甲を去ること韮の葉のごとし・行間は大趾の第二趾との岐骨の間・太衝大趾本節の後ろへ二寸・中封は内踝の前一寸・蠡溝は内踝の上五寸・中都は内踝の上七寸・膝関

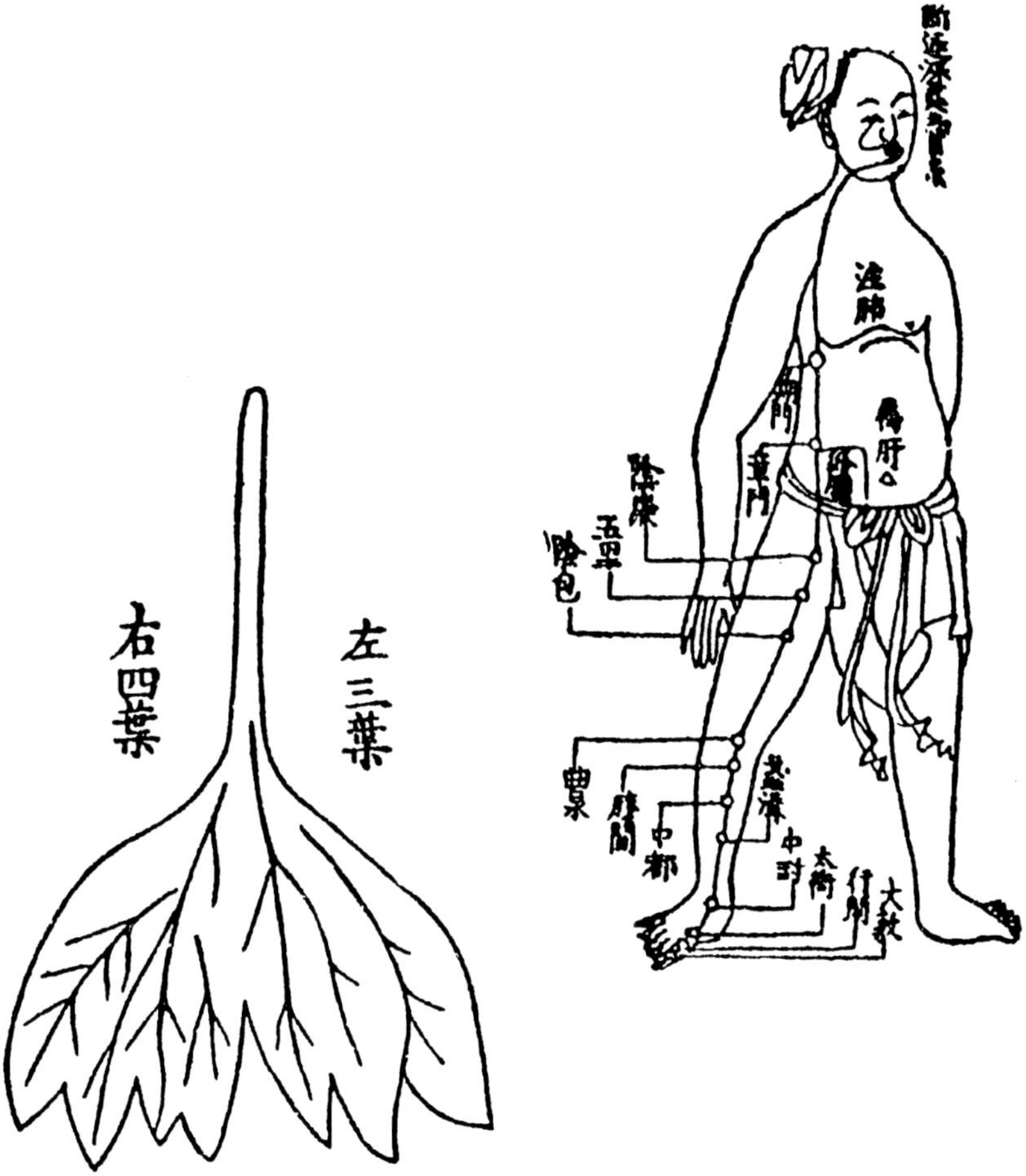

図24　足の厥陰肝経

は犢鼻の下二寸・曲泉は膝内輔骨の後ろ大筋の上小筋の下・陰包は膝の上四寸股の内廉両筋の間・五里は気衝の下三寸陰股の中動脉上・陰廉は羊矢の下気衝を去ること二寸裏に斜めに三分・急脉は陰茎の両傍を去ること二寸半・章門〔脇髎〕は下脘の傍ら九寸肘の尽きるところ・期門〔肝募〕は不容の傍ら一寸五分

◆任脉二十四穴

会陰・曲骨・中極・関元・石門・気海・陰交・神闕・水分・下脘・建里・中脘・上脘・巨闕・鳩尾・中庭・膻中・玉堂・紫宮・華蓋・璇璣・天突・廉泉・承漿

会陰は両陰の間・曲骨は臍下五寸・中極・関元・石門はそれぞれ一寸・気海は臍下一寸五分・陰交は臍下一寸・神闕は臍中・水分は臍上一寸下脘の下一寸・下脘・建里・中脘・上脘それぞれ一寸・巨闕は上脘の上一寸五分・鳩尾は蔽骨〔胸骨剣状突起〕の下五分・中庭は膻中の下一寸六分・膻中は玉堂の下一寸六分両乳のちょうど中間陥凹中・玉堂・紫宮・華蓋それぞれの間を去ること一寸六分・璇璣は天突の下一寸・天突は喉頭隆起の下一寸・廉泉は喉頭隆起の上頷下陥凹中・承漿は下唇の下陥凹中

◆督脈二十八穴

長強・腰兪・陽関・命門・懸枢・脊中・中枢・筋縮・至陽・霊台・神道・身柱・陶道・大椎・瘂門・風府・脳戸・強間・後頂・百会・前頂・顖会・上星・神庭・素髎・水溝・兌端・齦交

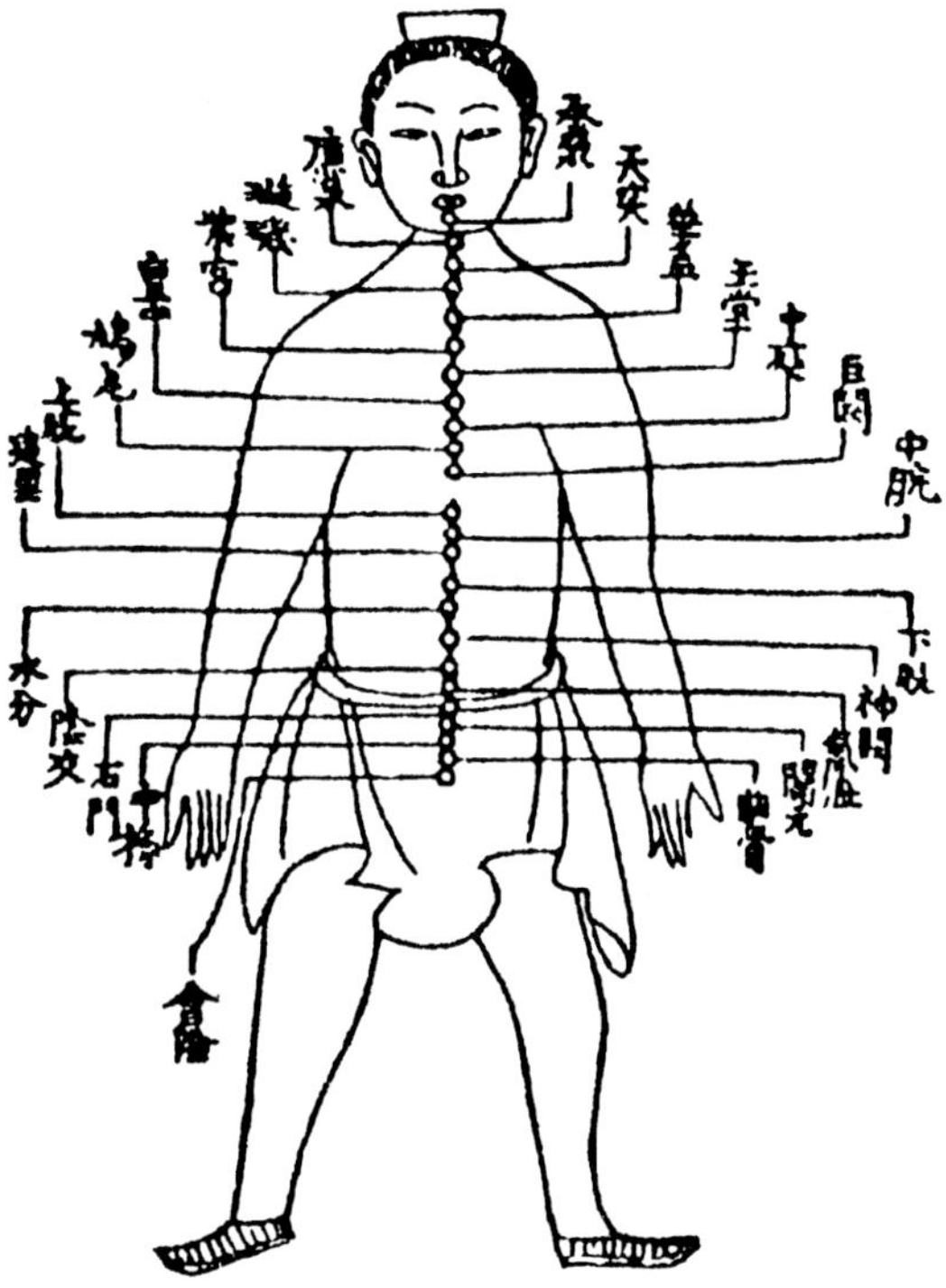

図25　任　脈

長強は髀骨の下陥凹中・腰兪は第二十一椎の下・陽関は十六椎の下・命門は十四椎の下・懸枢は十三椎の下・脊中は十一椎の下・中枢は十・筋縮は九・至陽は七・霊台は六・神道は五・身柱は三・陶道は第一椎の下・大椎は第一椎の上・瘂門は髪際に入ること五分・風府は髪際に入ること一寸・脳戸は強間の後ろ一寸五分・強間は後頂の後ろ一寸五分・後頂は百会の後ろ一寸五分・百会は

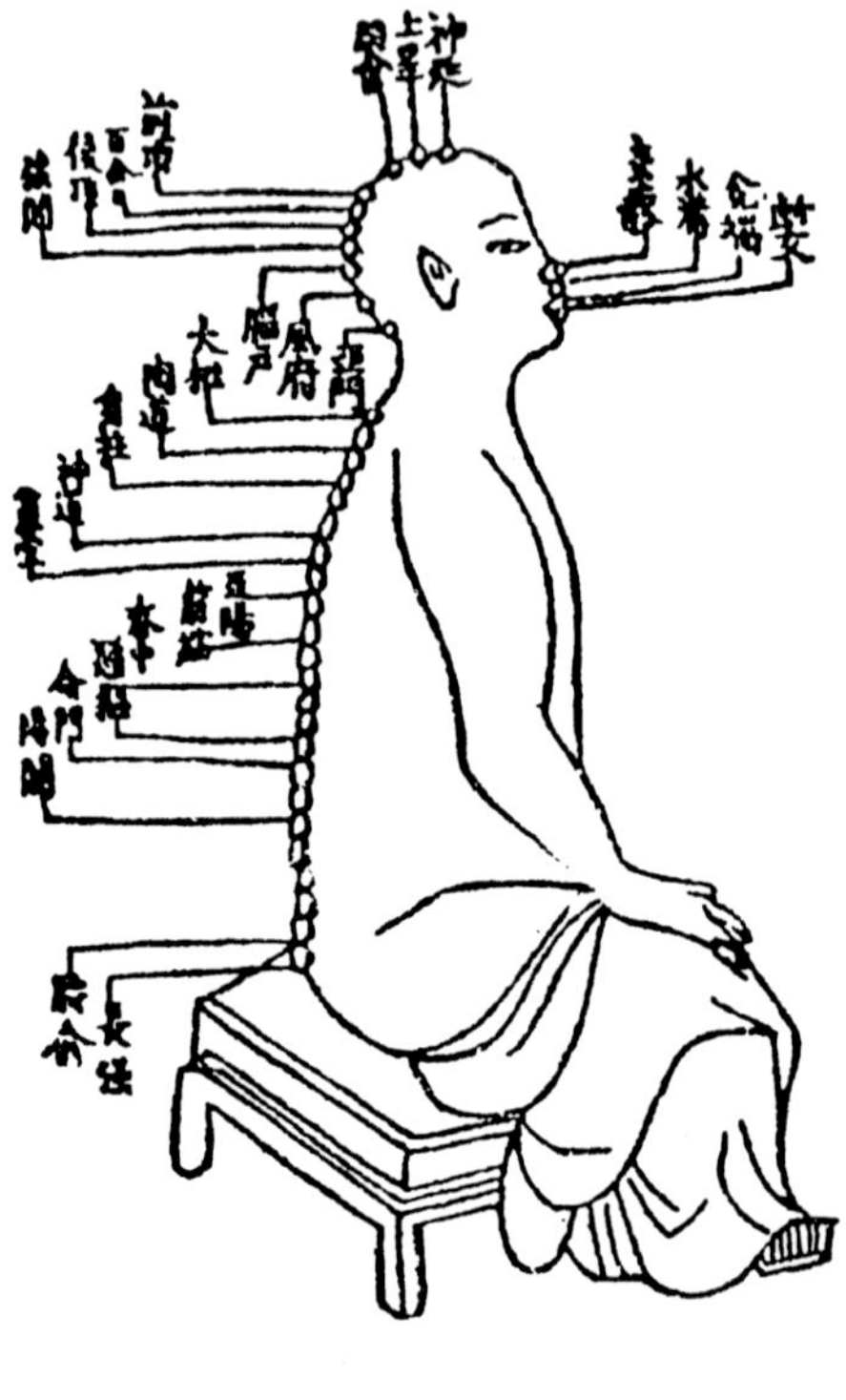

図25　督　脈

前頂の後ろ一寸五分・前頂は・会の後ろ一寸五分・顖会は上星の後ろ一寸・上星は前髪際に入ること一寸・神庭は髪際に入ること五分・素髎は鼻端の頭に準ずる・水溝は鼻の下陥凹中・兌端は上唇の端・齦交は唇の内側上歯の縫目の中

鍼灸要穴の論

鍼灸を用いて治療しようとするのであれば要穴を主としなければならない。灸は寒邪を散らし、鍼は欝滞を開く、どのような病気であってもこれによって癒えるのである。しかし世の中には鍼を業として要穴を用いて刺していながら治療できないと言う者がある。どうしてこのようなことになるのだろうか。このような者は、腹部を主として治療して要穴は用いていなかったり、左右で補瀉を区別して用いるということをしなかったり、穴処がはっきりと把えられないために鍼を用いることができなかったのではないだろうか。愚かなことではないか。このために私は分寸を明かにして要穴を論じているのである。鍼灸を用いる諸家はよくこのことを察していただきたい。

○傷寒で頭疼し身熱するもの　二間・合谷・神道・風池・期門〔肝募〕・足三里

○汗が出ないもの　合谷・腕骨・期門〔肝募〕

○陰証に　期門〔肝募〕・気海・関元

○腹脹　太白・復溜・足三里

○舌が巻き陰嚢が縮まるもの　天突・廉泉・血海・腎兪・然谷

○中風・人事不省　百会・風池・大椎・肩井・曲池・足三里

○半身不随　肩髃・百会・肩井・客主人・列缺・手三里・曲池・崑崙・陽陵泉

○口眼喎斜　頬車・地倉・水溝・承漿・合谷

○口が開かない　合谷・頬車

○唖　天突・霊道・然谷・豊隆・陰谷

○癱瘓《なんかん》〔四肢が痺れ動かし難い〕　肩井・肩髃・曲池・合谷・足三里・崑崙

○虚労　四花〔膈兪・胆兪の左右四穴〕を主とする。鍼に妙諦あり。腹を主とする。

○盗汗　肺兪・復溜・譩譆

○血症・吐血　肺兪・心兪・肝兪・脾兪・腎兪・中脘・天枢・太淵・間使・太陵

○鼻血　顖会・上星・風門・湧泉・合谷

○便血　中脘・気海

○血尿　膈兪・脾兪・三焦兪・腎兪・列缺

○水腫　水溝・水分・神闕〔三壮〕・肝兪・脾兪・胃兪・腎兪・中脘・気海・陰交・公孫・石門・中極・陰陵泉
○脹満　中脘・水分・不容・気海・肓兪・天枢・肝兪・脾兪・三焦兪・公孫・大敦
○虚労による浮腫　太衝
○積聚痞塊　命門への灸を主とする。上脘・中脘・幽門・通谷・梁門・天枢・期門〔肝募〕・章門〔脇髎〕・気海・関元
○肺積を息賁という、右の脇下にある　尺沢・章門〔脇髎〕・足三里
○心積を伏梁という、臍上に起こり心下に至る　神門・後谿・巨闕・足三里
○脾積を痞気という、臍上二寸にある　脾兪・胃兪・腎兪・通谷・章門〔脇髎〕・足三里
○肝積を肥気という、左の脇下にある　肝兪・章門〔脇髎〕・行間
○腎積を奔豚という、臍下に起こり上下に移動することがある　腎兪・関元・中極・湧泉
○気塊　脾兪・胃兪・腎兪・梁門・天枢
○膈が塞がって通じ難い　心兪・膈兪・膏肓・脾兪・中脘・気海・天府・足三里
○咳嗽　風門・肺兪・身柱
○寒痰　肺兪・膏肓・霊台
○熱痰　肺兪・膻中・太谿

○諸々の喘息　天突・璇璣・華蓋・膻中・乳根・期門〔肝募〕・気海
○嘔吐・気逆　中脘・気海・三焦兪・巨闕・尺沢・章門〔脇髎〕・太陵
○霍乱《かくらん》　巨闕・中脘・建里・水分・承筋・承山・三陰交・照海〔陰蹻〕・太都・湧泉
○乾霍乱　塩湯で吐かせる。臍中に灸する
○溜息を喜ぶ　中封・商丘・公孫
○悲しむことを喜ぶ　心兪・太陵・大敦・玉堂・膻中
○呼吸が無力で浅い　大椎・肺兪・肝兪・天突・肩井
○瘧疾《ぎゃくしつ》　大椎・肺兪・肝兪・天枢・第三椎・譩譆・間使・後谿・承山・飛陽・崑崙・太谿・公孫・至陰・合谷
○瘧疾が長引いて癒え難い　脾兪〔灸七十壮〕
○黄疸　公孫
○消渇《しょうかつ》　腎兪・小腸兪
○瀉痢　百会・脾兪・腎兪・命門・長強・承満・梁門・中脘・神闕・天枢・気海・石門・関元・三陰交
○脾泄　脾兪
○胃泄　胃兪

○大腸泄　大腸兪
○癲癇　百会・天窓［窓篭］・身柱・神道・心兪・筋縮・章門［脇髎］・天枢・労宮・神門・三里・下巨虚・豊隆・太衝・少海［曲節］・厲兌
○眼目の疼痛　合谷・外関・後谿
○耳聾　上星・翳風・腎兪・外関
○鼻塞のため臭いが判らない　顖会・上星・迎香・天柱・風門
○歯痛　承漿・頬車・合谷・列缺・太淵・魚際・合陽・三間・大迎・足三里・内庭
○喉痺　天柱・廉泉・合谷・後谿・三間・三陰交・行間・関衝
○手が痛み挙がらない　曲池・肩井
○脚気　肩井・足三里・崑崙・照海［陰蹻］・太衝・陽陵泉
○転筋　照海［陰蹻］
○脱肛　百会
○五淋　膈兪・肝兪・脾兪・腎兪・気海・石門・関元・間使・三陰交・復溜・然谷・大敦
○小便不利　三焦兪・小腸兪・陰交・中極・中封・太衝・至陰
○小便が洩れる　気海・関元・陰陵泉・大敦
○便秘　章門［脇髎］・陰交・気海・石門・足三里・三陰交・照海［陰蹻］・太白・大敦・太都

○疝気　章門〔脇髎〕・期来・気海・関元・三陰交・大敦・隠白・太谿・太衝
○痔　腎兪・命門・長強・承山
○《類経》によると、屍鬼に犯され暴厥し人事不省となり四肢厥冷し気が虚していても、目の中の神は変化せず心腹は暖かで口中に涎がなく舌が巻かず陰嚢が縮まずまだ発症して二時間以内の急性期にあるものは、これに鍼をすれば癒える可能性がある。《素問・遺篇》には五邪の刺法を分けている。

肺虚するものは赤屍鬼を見る　肺兪〔一分半〕・合谷〔三分〕
心虚するものは黒屍鬼を見る　心兪・陽池
肝虚するものは白屍鬼を見る　肝兪・丘墟
脾虚するものは青屍鬼を見る　脾兪・衝陽
腎虚するものは黄屍鬼を見る　腎兪・京骨

これらは刺鍼する前に鍼を口に含んで温めてから刺入する

婦人病

○血が結ぼれて生理不順になったもの　気海・中極・照海〔陰蹻〕
○崩漏《ぼうろ》となって止まらないもの　膈俞・肝俞・命門・気海・中極・間使・血海・復溜・行間
○赤白痢帯　命門・神闕・中極
○癥瘕《ちょうか》　三焦俞・腎俞・中極・会陰
○不妊　命門・腎俞・気海・中極・関元〔百壮〕・然谷
○難産横産　合谷・三陰交
○後産が下り難い　三陰交・崑崙
○死胎を下す　合谷〔妙なり〕
○胎を出易くする　肩井・合谷・三陰交

小児病

○急性慢性の驚風　百会〔七壮〕・顖会・上星・率谷〔三壮〕・水溝・尺沢
○慢性驚風　間使・合谷・太衝〔五壮〕
○臍風撮口　承漿・然谷

○泄瀉　　胃兪・天枢
○霍乱　　外踝の尖端へ灸三壮立ち所に効果が上がる
○夜泣き　　中衝
○疳眼　　合谷〔灸五壮〕

禁鍼穴歌〔三十一穴〕

禁鍼穴は先ずこれを明らかにしなければならない。脳戸・顖会・および神庭・絡却・玉枕・角孫の穴・顱息・承泣・承霊に随う・神道・霊台・膻中忌む・水分・神闕・ならびに会陰・横骨・気衝・手五里・箕門・承筋・および青霊・乳中・上臂の三陽絡、この二十三穴は鍼をしてはいけない。妊婦は合谷に鍼をしてはいけない。三陰交の内もまた通論。石門は鍼灸ともに忌む。これに鍼灸を施せば女子は一生妊娠しない。外に雲門・鳩尾とあり。缺盆・客主人は深刺してはいけない。肩井に深刺すると悶え倒れることがある、このような場合は三里を急いで補えば治まる。

禁灸穴歌〔四十七穴〕

禁灸穴四十七。承光・瘂門・風府、逆す・睛明・攅竹・下って迎香・天柱・素髎・上って臨泣・脳戸・耳門・瘈脉に通ず。禾髎・顴髎・絲竹空・頭維・下関・人迎等し。肩貞・天牖・心兪と同じ。乳中・脊中・白環兪・鳩尾・淵液・もしくは周栄・腹哀・少商ならびに魚際・経渠・天府・および中衝・陽池・陽関・地五会・漏谷・陰陵・条口に逢う。殷門・申脉・承扶忌む。髀関・伏兎・委中に連なる。陰市下行して犢鼻を尋ねる。右の諸穴は艾の火によって攻めてはいけない。

〔選鍼三要集巻　の下　終〕

選鍼三要集　跋

《易》に、『天行は健なり、君子もって自彊《じきょう》して息《や》まず。』とある。天の運行を見ると、今日、一日一周したと思えば、明日もまた休まずに、一日一周する。乾為天《けんいてん》の象《しょう》が天を二つ重ねて重複しているのは、この天の運行が非常に力強いことを示すためである。君子はこれに法《のっと》り、人の欲望によって天徳の剛を害さないように、自彊〔自らを強くする・私欲に勝つ〕し続ける。

鍼は一つの所作ではあるけれども伏羲《ふっき》によって始まった医道の一つである。ゆえに、これをよく理解して用いる者はその道の君子とも言えるのであるから、怠慢に行なってはいけない。

私は少年のときに病気をしたが、鍼によってこれを治療した。また中年のときにも病気をし、師である入江先生に鍼を教えていただき三年かかって自分で治療した。それからは、人に鍼を刺して数多くの病を治療してきた。壮年になって《霊枢》を聞いた。その理は深くその範囲は広かった。最近わが国でなされている鍼の流派は、経絡を捨てて病気だけを尋ねており、聖人が伝えようとした道はすでに廃《すた》れてしまっている。なぜこのようなことになってしまったのだろうか。思うに、勉強をする者は鍼をせず、鍼をする者は勉強をしないからではないだろうか、また、この世は末世なので人々の気も短くなっているためではないか。どうやればこの道を再び伝えることができるだろうかと私は考え、このような書を作り、勉強しないものに与えようと思ったのである。この程度のものでは筒から天を覗《のぞ》くようなものに過ぎないけれども、龍は一滴の水だけで世界を潤《うるお》し人は石から大きな火を作り出すように、どのようなことにも得るところはあるであろうから、この書がいかに短くとも、もし人を得ることができれば、この道を天下に広めることもできるであろう。

動静の本はただ一つ、気である。一が二を生じ、二が三を生ずる。十はまた一に帰しここから百千万が生じてくる。病は七情に起こる。喜ぶときは心を傷り気散じ・怒るときは肝を傷り気逆し・憂えるときは肺を傷り気集まり・思うときは脾を傷り気結び・悲しむときは心包絡を傷り気凝り・驚くときは胆を傷り気乱れ・恐れるときは腎を傷り気怯える。これらは皆な内より生ずる病である。また五傷がある。久しく歩けば筋を傷り・久しく立てば骨を傷り・久しく座れば肉を傷り・久しく臥せば気を傷り・久しく視れば血を傷る。これらはその人の行為による害である。風寒暑湿燥熱は外より来る病である。気と血と痰の三種類を本にして百病が生じる。その本を治療すればその末は必ず治る。このことをよくわきまえ要穴を考えて鍼を刺していくのである。

また鍼を刺す場合にはその心持ちが大切である。手に鍼を刺しても心には刺さない者があるが、小人閑居して不善をなすこと、どのような場合にもあるのであるから、手を抜いてはいけない。また、霜を踏めば堅い氷になるというように、善行もその通りであって、善をいつも積んでいる家には必ず余慶《よけい》があり、不善をいつも積んでいる家には必ず余殃《よおう》があるものである。このためにその心を慎んで鍼刺しなければならない。

この書は、勉強の足りない者に教えるためのものであり、また盲人に暗記させるためのものである。

［選鍼三要集　跋　終り］

医学節要集

先天のこと

人身には先天の元気というものがあるが、これは腎間の動気のことである。腎間の動気は人身がまだ生まれる前、五臓六腑が具わるより先に受けているものなので、先天の元気というのである。《易》にも先天と後天という言葉がある。伏羲《ふっき》の易を先天といい、文王《ぶんおう》の易を後天という。先天の易は河図《かと》より出たものである。河図は五行が初めて生じた事情を明らかにしたものである。五行は、天一水を生じ・地二火を生じ・天三木を生じ・地四金を生じ・天五土を生じ・地六水を成し・天七火を成し・地八木を成し・天九金を成し・地十土を成すというようにして次第に生じてくるのである。この中で最初に生ずるのは水であり、この水が生ずるときは天地四方がまだ全く具わっていないときなので、これを先天というのである。

《霊枢・経脈》に、人は先ず初めに精から生じる、とある。そもそも人が生まれるということは、父の一滴の水気が母の胎内に入り、この水気が根元と成って徐々に五臓六腑や五体全身が生じ堅まるのである。この水気がまさに腎間の動気であり先天の元気なのである。これは人身に限ったことではなく、鳥獣魚虫など全てその生じる初めは水なのである。よくよく考えるべきである。

この腎間の動気は、腹部にあっては臍下の気海丹田の部位である。このことを越人は《難経》で、腎間の動気は臍下にあって十二経の根本、人の命綱である、と語っているのである。また《内経・

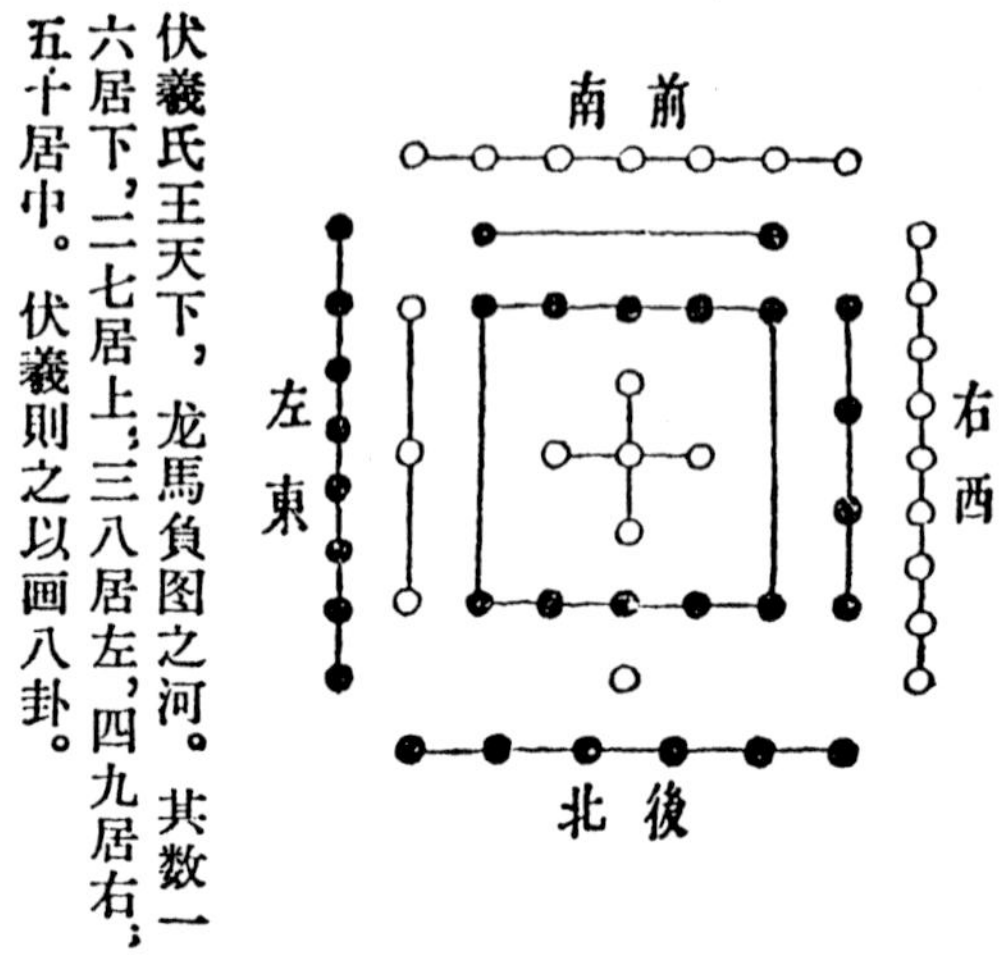
南前
左東
右西
北後
伏羲氏王天下，龙馬負图之河。其数一六居下，二七居上，三八居左，四九居右，五十居中。伏羲則之以画八卦。

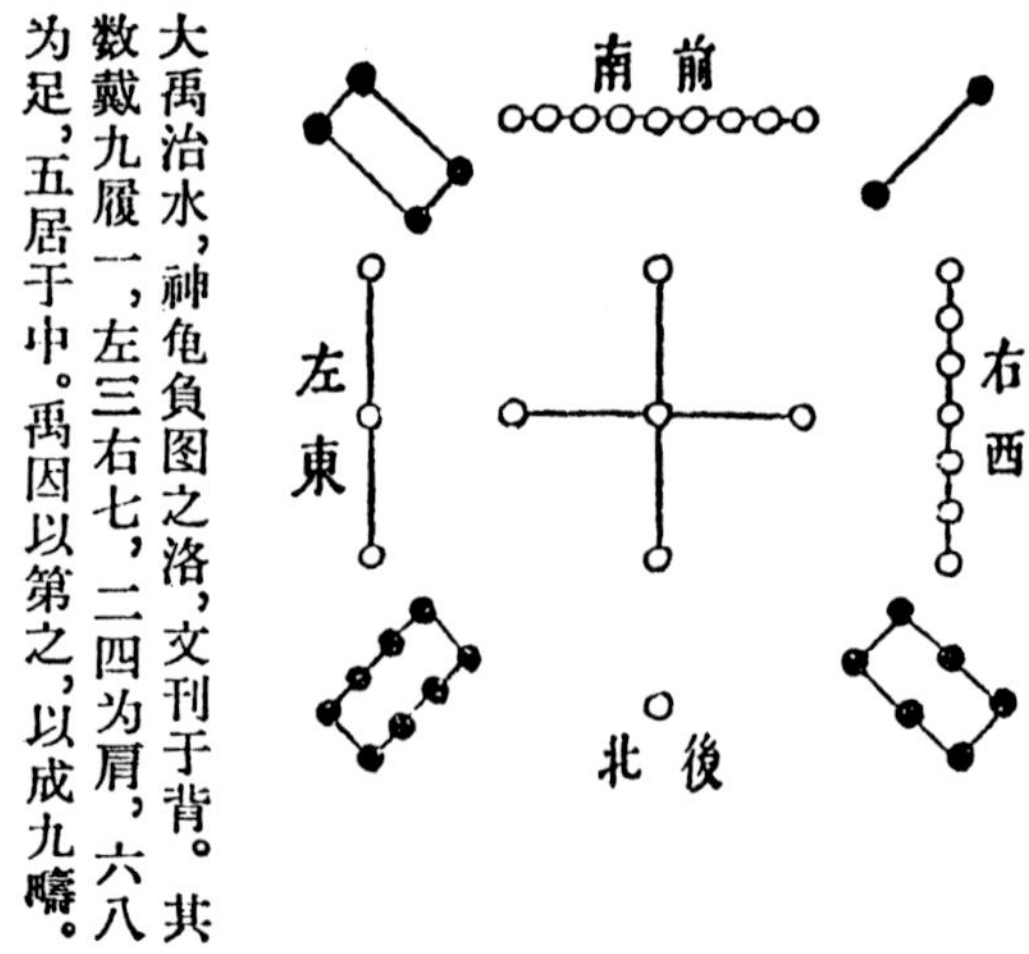
南前
左東
右西
北後
大禹治水，神龟負图之洛，文刊于背。其数戴九履一，左三右七，二四为肩，六八为足，五居于中。禹因以第之，以成九疇。

図27　河図・洛書

刺禁論》には、七節の傍らに小心があるとある。この七節の傍らとは背骨の下の方から上へ数えた七節目の傍らのことであり、大椎からこれを数えると十四椎の傍らにあたる。ここが腎間の動気が集いその気を発するところである。しかし世の中の書物には、腎間の動気を踊り動くものとして論じているため、いざ臍下にそれを診ようとしても明らかには診難い人が往々にしているのである。そのような場合はどのようにして腎間の動気を知ればよいのであろうか。私は思うのだが、踊り動くものとしてのみ腎間の動気を把えるということ自体が誤っているのではないだろうか。生生子の《赤水玄珠》に、腎間の動気について論じて、動は生であり元陽の動である、とある。これから考えると、動くということと陽とは一体であり、腎間の動気は人を生かしている陽気であって、この陽気は腎中にあるということになる。かかるがゆえに、人の身体における陽の根本は腎中の陽気であると言えるのである。生生子が出るまで、この腎間の動気がいかなるものであるかということは、古人もよく判っていなかった。ゆえに腎間の動気を候うということは詳らかに知ってはいても口伝となっており、明確には伝え難かったのである。腎間の動気を候うには、大体医師の手で臍下を診、先ず医師の気を鎮めて候っている手と心とを一体にして考えていくと理解することができる。

そもそも腎間の動気は腎中の陽気であり、人を生かしている根本となるものである。この腎中の陽気を燈篭の中の灯火に例えることができる。この灯火が盛んなときは座敷は明るく、油が少なくなると灯火が自然に暗くなり座敷も隅から暗くなり、油がなくなって灯火が消えると座敷は完全に暗くなる。病人もこのようなものである。腎の陽気が充分にあるときは全身に艶があって手足も暖かく、陽気が減ってくると全身の艶が少なくなり腹も空虚になり、死証となると手足から先ず冷えてくるのである。この、油が少なくなると灯火が自然に暗くなり座敷も隅から暗くなるということと、腎の陽気が不足してくると手足から先ず冷えてくるということとは同じ意味である。

《難経・一難》に、寸口の脉を取って生死を知り、寸口の脉絶するときは死ぬ、とある。なぜかというと、寸口の脉の流れる部位は手の太陰肺経の流れる場所であり、五臓六腑全ての気が集まるところだからである。しかし六脉はあるにもかかわらず死ぬ場合もある。これはなぜかと考えるに、食べることによって水穀の気によってしばらくは保たれるため六脉はあるけれども、根本である腎間の動気がすでになくなっているため死ぬのであろう。これは、草木などの根を切って水に挿した後、花瓶の中で花が開くようなもので、水気を受けるためしばらくは保つけれども、最後には根がないために枯れるのである。人もまた同じことで、食物の穀気によってしばらくは保ち六脉はあるけれども、結局は腎間の動気という根がないために死ぬのである。陽気が尽きるということは草木に根がないようなものなのである。

《難経・八難》に、寸口の脉が平であっても腎間の動気がなくなっているときは死ぬ、とある。この言を逆から見れば、たとえ寸口の脉が絶えていても腎間の動気がまだあるうちは治療することができると考えられる。先ほどのたとえから考えるなら、油はまだあるのに灯火が不意に消えてし

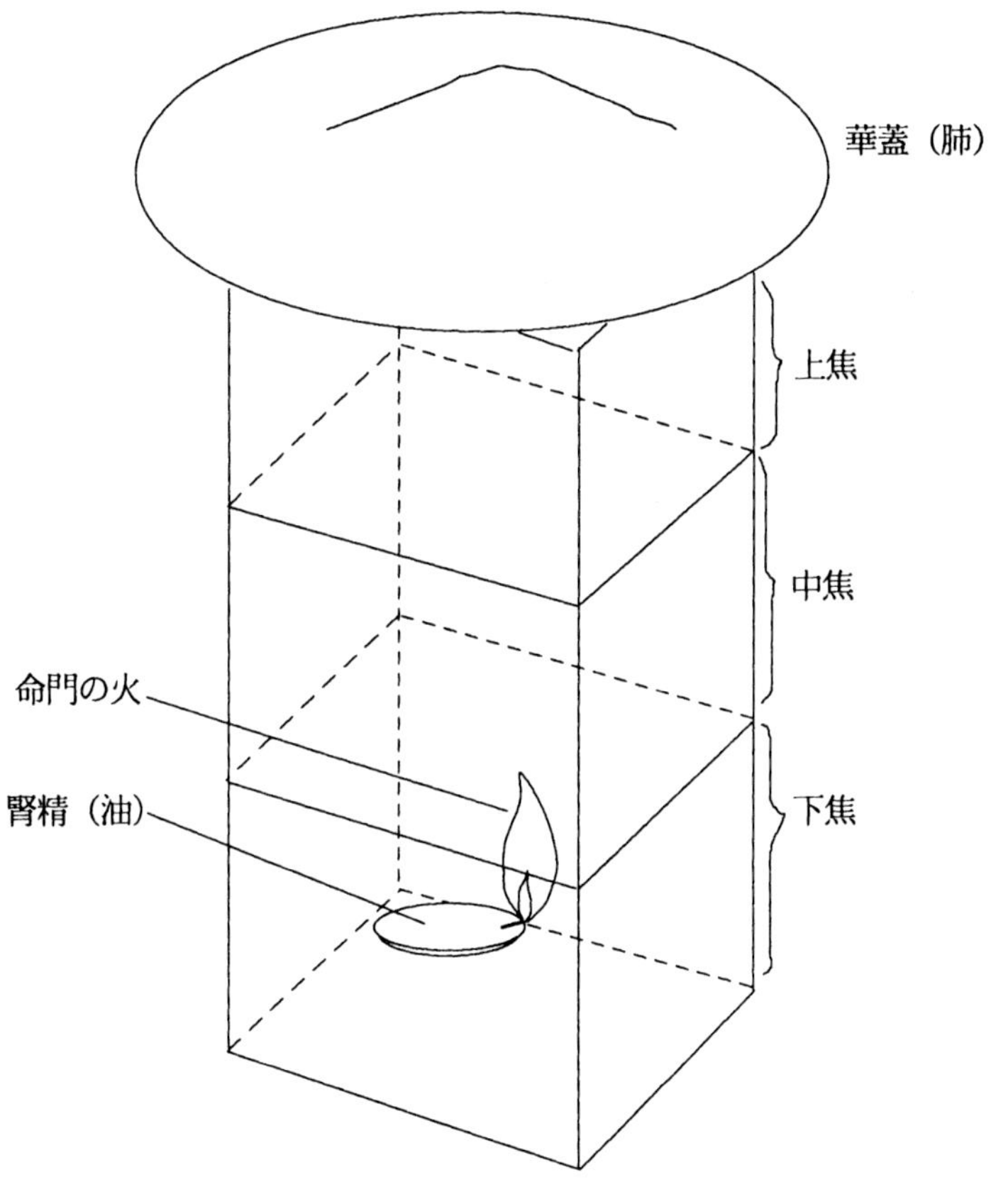

図28　行燈の図

まうこともあるということである。このような場合は、灯火が消えてもよそから火を持ってきてこれに灯せば、再び本のように盛に灯火が輝くようになる。ゆえに、寸口の脈が絶えても腎間の動気がまだあるうちは死ぬわけではない。しかし、灯火の油がすでになくなっている場合は、いくらよそから火を持ってきても灯すことはできない。人もまたこのとおりであって、腎の臓の陽気がなくなってしまえばもう治療することはできず、死んでいくのである。

思うに、腎間の動気を腎の臓の陽気と言うということは、陰中に陽があるということである。《周易》に、坎《かん》の卦がありこれを坎中連《かんちゅうれん》と言い、上下の卦《か》は陰で離れており、中は陽で連なっている。これは陰中に陽があるということである。腎の臓は性は水であって陰であり、腎間の動気を腎の臓の陽気としてることは、この坎の卦と同じであり、この理は博《ひろ》く明らかである。《難経》に、腎間の動気は臍下にあり人の性命・十二経の根本である、とあるのは、天一水《てんいちみず》を生ずるという道理である。これら腎間の動気は、医道の口伝である。

後天のこと

後天の元気とは胃の気のことである。右に論じた先天に対して易道の上では、天地がすでに開け五行が生じて東西南北の四方が定まった後のことを論じて後天と言うのである。人身における中焦胃の気は五行における土であり、五臓六腑はもとより身体全体から爪の先や髪の毛一筋にいたるまで、この胃の気の養いによって成長するのである。これは、天地の間の万物が土地の気に養われるということと同じことであるため、医道ではまさに胃の気をもって後天というのである。《素問・太陰陽明論篇》に、胃土の性は万物を生じ天地に法る、とあるのはこの意味である。ゆえに人が生まれるということは先天の元気により、今日この身があるということは後天の元気によっているのである。人における生死吉凶の全てはこの二つの元気によっているのである。

人が生まれてよりこのかた食べてきた水穀は、胃の腑が受け中焦において腐熟《ふじゅく》されこなされる。この中焦は臍と鳩尾との間を八寸にとった中央にあたる。これは胃の気の発する根本であり、営衛もまたここに始まる。この腐熟しこなされた水穀《すいこく》のうち、濁って穢《けが》らわしいものは下に大腸や小腸に運ばれ大小便となる。この水穀のうち清浄な気は中焦において化せられて営衛となる。この営衛はまだ一体としてあり、胸郭《きょうかく》を升って肺の臓に至る。《霊枢》に、上焦において開き発せられる衛気、とあるのはこのことである。これをまた宗気ともいう。宗気と名付けるときは、中焦から・中に積まれている気をさして言っているのである。この宗気が集い発するところは左の乳の下の動脈が踊るところである。これは虚裏《こり》の動《どう》と名付けられている。《内経》に、虚裏の動 衣《ころも》に旺《おう》ずるものは三年にして死す、とあるのはこのことを言っているのである。

このように営衛は一体となって肺の臓に升り、肺の臓に至ってから営と衛の二つに分かれて陰となり陽となる。これが気血ということである。たとえば、風呂場の中の湯煙が風呂場一杯に満ちるまでは湯気として一体であるが、これは営衛が一体として肺の臓に升るようなものである。営は陰であり血であり、衛は陽であり気である。先の湯煙は風呂場一杯に充満すると天井で露《つゆ》となり滴《したた》り落ちてくるが、この場合の湯煙は形がなく陽であり人における気であり、滴り落ちる露は形があり陰であり人における血を表わしている。また、営は脉中を行き衛は脉外を行くと言われているが、この脉中とは経絡の内のことであり脉外とは経絡の外のことである。

思うに、腎間の動気も、営気・衛気・宗気の三気もこれを総合すれば一体である。しかし日常的に考えれば、人が生まれてから今日に至るまでいかに安泰で丈夫であるとはいっても、水穀を摂取しなければ胃の気は乏しくなっていき、全身が痩せてきて二十一日も保たずに死んでいくことになる。これに比べれば、腎間の動気は人の性命十二経の根本であるとはいっても、水穀を摂取していれば色欲に溺れていてもすぐには死ぬことはない。このように考えていけば、人の元気の大本は胃の気であると言うことができよう。

腹の見方

《内経》に、人の五臓は肝心脾肺腎である。この肝心脾肺腎の五臓のうちどの臓にも太過と不及とがなければ平人と言える、とある。この平人というのは病気がない人のことである。もしどれかの臓に太過と不及とがあれば、それはすなわち病人なのである。この太過というのはその臓に邪気が盛んなことであり、不及というのはその臓の不足することである。経に、五臓それぞれの主どるところを腹に定めるには臍を中央にしてその場所を定める。すなわち臍の左は肝の臓が主どり、臍の上は心の臓が主どり、臍の右は肺の臓が主どり、臍の下は腎の臓が主どり臍の中央は脾の臓が主どる。ゆえに、臍の左に常に動気があってこれを按すと塊があるものは肝の臓に邪気があると理解するべきであり、臍の上に常に動気があってそこに塊があるものは心の臓に病があり、臍の右に常に動気があって塊があるものは肺の臓に病があり、臍の下に動気が強く塊があるものは腎の臓に病があり、まさに臍中に常に動気が強いものは脾の臓に病があると理解すべきなのである。

総じて左の腹に病があるものは太過であると心得るべきである。なぜかというと、人は南に向かっているものであり、人の左側は東に相当するからである。東は春を主どり陽を生ずるので太過とするのである。また右の腹に病があるものを不及とする。なぜかというと、人は南に向かっているものであり、人の右側は西に相当するからである。西は秋を主どり陰を生ずるので不及とするのである。古書には、春は陽を生ずるので春になると初めて万物を生ずるのである、とある。なぜかというと、草木は春になると芽を出し花は開き、虫や獣の類までも冬の三ヵ月間は穴に篭り、春の発生の気を受けて皆なその穴から出るのである。春はもっぱら陽気が盛んで浮き升るためこのようなことになるのである。また、秋にはもっぱら陰が盛んで陽は降って地中に入り、草木の花や葉も全て落ち、鳥獣の類も秋の陰気を受けてその毛が全て落ちるのである。これは皆な《難経》の心である。その他の諸書にも書かれていることである。

また、人の身体には、陰中に陽があり陽中に陰がある、とある。なぜかというと、《周易》に、

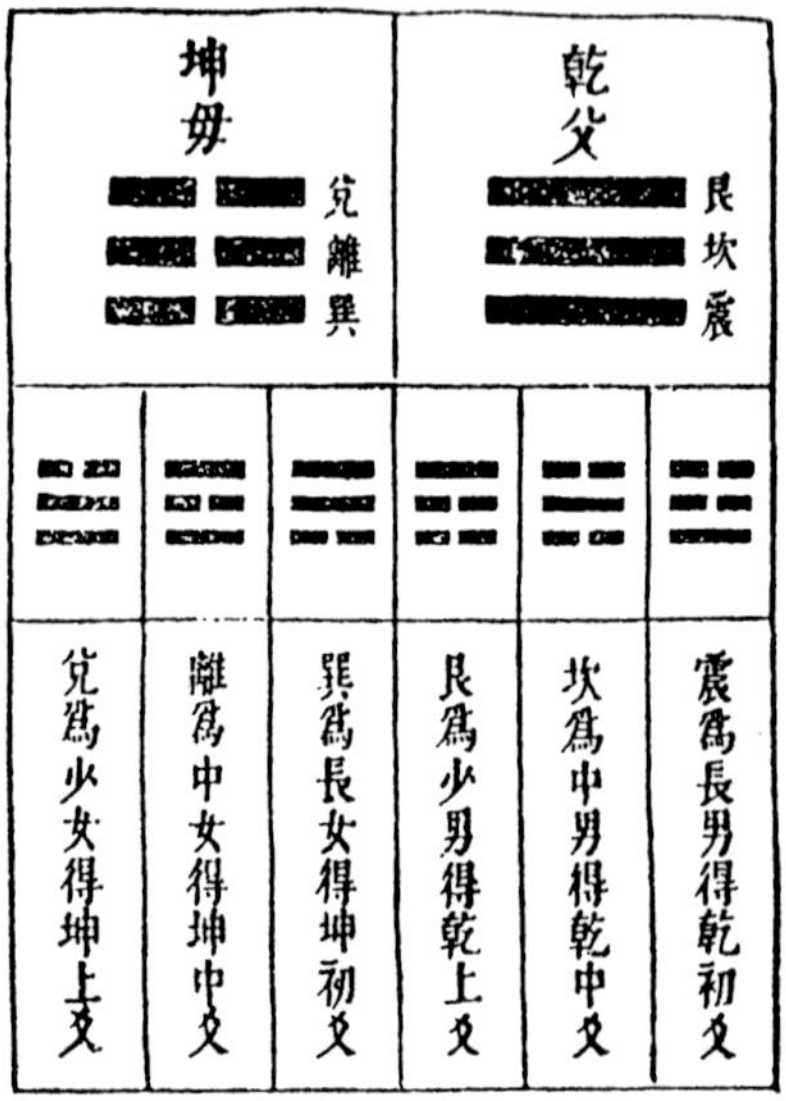

図29　文王八卦次序

坎《かん》の卦《か》は水で陰であり、上下の爻《こう》は離《はな》れて陰の爻であるが中は陽爻《ようこう》である。またこれに対する離《り》の卦は火で陽であり、上下の爻は陽であるが中の爻は陰である。これがいわゆる陰中の陽、陽中の陰というものである。これと同じように、人の身体にも陰中に陽があり陽中に陰があるということを知らねばならない。左はもっぱら陽であるけれどもその中に陰がある。なぜかというと、動くものを陽とし静かなものを陰とするのであるから、左が陽であれば左手もよく動くべきであるにもかかわらず、その働きは右手に及ばない。これをして陽中に陰があるというのである。右はもっぱら陰であるけれどもその中に陽がある。なぜかというと、静かなものを陰とするのであるから、右が陰であれば右手も静かであるはずなのにもかかわらず、その働きは左手より優れている。これをして陰中に陽があるというのである。足においてもまた同じことである。気は陽であり血は陰であるというけれども、血の病は左にあり気の病は右にある。これを、陰中に陽病があり陽中に陰病があるというのである。総じて陰陽のことで述べるべきことは非常に多いけれども、他のことは略し記さないでおく。類推して理解していっていただきたい。こういったことを考えの根源として踏まえた上で、腹を候っていくのである。

医師が病人に臨んで腹を候おうとする場合、先ず左手を病人の中脘の部位に安んじて呼吸四五息の間候い、その後臍下気海のところに手を置きやはり呼吸四五息の間これを候い、上下のバランスを診て元気の強弱を考えていく。総じて腹の見所は非常に多いけれども今は略して記さない。思うに、医師の手によって腹を診る場合、その手の圧力に軽重がある。なぜかというと、皮膚に軽く触れて衛気を候い重く押して営気を候うからである。ここに軽重の按配がある。これは脉に浮中沈があるということと同じことである。

伝に、腹を候って生死を知ることに八ヵ條ある、とある。一は、左右の肋骨の下から鳩尾の先にかけて兜のしころ〔兜の周囲に垂らして首筋を守る金属片をつないだおおい〕のようになっているもの。二は、中脘の上方を押すと碁石のようなものが沢山あるもの。三は、臍下から動気が衝きあげて左右の区別なく胸中に乱れ入るもの。四は、臍の周りの崖が離れるもの。五は、臍中から気海のあたりにかけて塊がでるもの。六は、腹中全体を診ると薄い布で大豆を包んだようになっているもの。七は、臍下気海のあたりに筆の管のような塊が見えるもの。八は、左右ともに大横の穴の上から期門〔肝募〕にかけて非常に陥凹し手でこれを押すと滑らかで力がなく、さらに大横の下から五枢の穴のあたりにかけても非常に陥凹し手で押しても力がないようなものは結局は死んでいく。生死を判断していく方法は非常に多いけれども、この八ヵ條によって考えて、類推して理解していっていただきたい。

また伝に、左右の髀枢《ひすう》〔太股〕足の腨内《ぜんない》〔下腿〕手の尺部の肉が削げ落ちているものは、遠からずして必ず死ぬ、とある。医師たる人は、こういったことを弁別して腹を候っていけば、必ず道に至ることができるであろう、と、伝には語られている。

食物が胃の腑によって受容され消化されるという道理について

人の脾胃は下部の陽気が通じるとよく動く。呼吸の数は一日一夜で一万三千五百息瞬時も休むことなく行なわれ、これが淀みなく行なわれれば気も盛に循る。この吐く息吸う息に従って脾の臓がよく働くために、胃の腑の内も動き揉まれ食物が腐熟されるのである。人が睡眠をとっているときは食物が消化され難くなるが、このことについて考えてみよう。そもそも、動くところを陽といい、人も眠っていないときは陽であり三焦の気の循りも盛んである。身体を動かさなくとも、眠らなければ色々なことが耳に入り目に映るので、その心が動くのである。その上に立居振舞をするのであるから、その身体も当然動いている。しかし、人が眠るときは静かであり陰である。陰であるときは気の循りも遅く、その上に立居振舞もしないのであるから、水穀が通常より腐熟し難くなるのも当然である。その逆に、遠路を走ったり足や手をよく働かすときは、食物は平生よりさらに早く腐熟されていくものである。これはなぜかと考えるに、全て相火の道理によるものである。相火とは、物が動き揉みあうことによって生ずる火である。たとえば石を打ちあって生ずる火も相火であり、茂った山に風が吹くことによって火が生ずるのは草木が互いに動き揉みあうことによって生ずるのである。また水はもっぱら陰であるけれども、その水であっても動くことによって火が生ずるのである。たとえば、海中に火が起こることがありこれを龍燈という。また、荒波で水の勢いが強いために波が立つ場合もあり、これも動くことによって生ずるもので、龍燈ではないが、水が動くことによって生じた火であると言えよう。これらのことは朱丹渓《しゅたんけい》が《格致余論《かくちよろん》》の〈相火論〉に論じていることである。人もまた同じで、急いで走ったり足や手を動かしてよく働くと、汗が出消化がよくなるものである。これらは皆な脾胃の火気が盛んになるためである。木火土金水の五行でも、土は五行の中央にあるものである。《内経》に脾は四肢を主どるとあるが、この四肢とは手二本足二本の四本のことである。たとえば、春は木を主どるけれども、春の末の土用によって初めてその木を成就し、夏は火を主どるけれども夏の末の土用によって初めてその火を成就し、秋は金を主どるけれども秋の末の土用によって初めてその金を成就し、冬は水を主どるけれども冬の末の土用によって初めてそのその水を成就するのである。このように、五行の木火土金水は全て土によって初めて成就するのである。人の手足も全身の末であり、土を主どるのである。これは四季の末に土用があることと同じことである。ゆえに脾は四肢を主どるのであり、足や手が動くときは脾胃の火気が盛んになるという理がここに明らかになるのである。このようにして火気が盛んになると、食物もよく消化され汗も出るのである。これは全て相火によって起こることであるが、この相火は、ある一定の場所に生ずるというわけではなく、ただ動くところを本にして生ずるものなのである。

三焦《さんしょう》のこと

三焦は水穀の道路を主どり食物を消化する。上焦・中焦・下焦の三を合して三焦という。このように上焦・中焦・下焦の三に分けるということは、天地人の三才と同じ意味である。これから考えれば、腎間《じんかん》の動気《どうき》は天に日月があるようなものであるということは、たとえば草木が育まれ物を日に干すと乾くということであり、これらが皆な日月の恵《めぐみ》なのであるということである。前には、灯火を腎間の動気にたとえて語ったが、ここでは三焦を中心にして語ろうとしているので日月をもってそのたとえとしているのである。しかし、灯火があるから座敷が明るくなるということと、日月の恵によって草木が育まれ物を日に干すと乾くということとは、同じ意味である。

思うに、三焦と腎間の動気とはもともとは一体であるが、なぜ分けて考えるのかというと、灯火があるから座敷が明るくなるということと、日月の恵によって草木が育まれ物を日に干すと乾くということとは、実は三焦の作用であるため、三焦を遍満《へんまく》する気と言うのではないだろうか。《難経》に、三焦は名ありて形なし泡のごとく霧のごとし、とあるのは、この意味であろう。そもそも三焦は医道の第一の口伝である。その理は非常に広く限りがないものである。ここにはただその根底となる部分のみを記した。《霊枢・十八篇》や《難経・三十一難》を読めば、よく理解することができるであろう。この三焦は結局のところ下焦が根本である。下焦とはすなわち腎間の部である。

井栄兪経合のこと

五臓にはそれぞれ井栄兪経合があり、六腑にはそれぞれ井栄兪原経合がある。五臓六腑は手足を主どるので、経絡にも終始がある。肺心の二臓の井栄兪経合は経絡の終りにあり、脾肝腎三臓の井栄兪経合は経絡の始めにあり、膀胱胆胃三腑の井栄兪原経合は経絡の終りにあり、大腸小腸三焦三経の井栄兪原経合は経絡の始めにある。たとえば、肺経の井栄兪経合は、少商の穴を井とし魚際を栄とし太淵を兪とし経渠を経とし尺沢を合とする。また、大腸の井栄兪原経合は、商陽［絶陽］を井とし二間を栄とし三間を兪とし合谷を原とし陽谿を経とし曲池を合とする。このほかの諸経は、この肺大腸経を例として理解していけばよい。

では、井栄兪経合という名前は何からきているのだろうか。《難経本義》に項氏が家説を引いて、谷間から湧き出る水の源を指して井と言う。人の井穴も気血の流れ出る源なので、井と言う。栄穴は、谷間の水が湧き出て後その状態が見えるところに連続しているので、栄と言う。兪穴は、水が湧き出て溢れるところに准じて、兪と言う。経穴は、水が溢れて流れ行くところに准じて、経と言う。合穴は、水が流れて陥るところに准じて、合という。ゆえに《内経》に、出るところを井とし、溜るところを栄とし、注ぐところを兪とし、行くところを経とし、入るところを合とする、とあるのである。これらは皆な、水が湧き出て後、あるいは溜りあるいは注ぎあるいは流れあるいは水が流れて陥るという意味である。

では、六腑の井栄兪経合に原穴があるということは、何を意味しているのであろうか。そもそも三焦は腎間の動気の別れである。このため三焦を尊崇して原と名付けるのである。また、三焦は腎間の動気の使いであり、全ての経の陽分を循るため、どの経にも三焦の気が循り止まるところがあり、これを原穴というのである。これは実は三焦の名前なのである。これは、《難経・六十六難》に基づいて語っている。

井栄兪経合それぞれには木火土金水の五行が具わっているが、陰経と陽経とでは異なった配分がされている。陰経の井穴は木を主どり、栄穴は火を主どり、兪穴は土を主どり、経穴は金を主どり、合穴は水を主どる。これは皆な相生の関係である。相生というのは、木は火を生じ、火は土を生じ、土は金を生じ、金は水を生じ、水は木を生ずるということを指して言っている言葉である。これは親子の道理である。たとえば、井穴は木で栄穴は火であり、木は火を生ずるものである。ゆえに親子というのである。井穴から合穴に至るまでこの例のような関係をとるものを全て相生というのである。また、陽経においても井穴は金、栄穴は水、兪穴は木、経穴は火、合穴は土とし、陰経にあるのと同じように相生関係をなしている。たとえば、井穴を金とし栄穴を水とすると、金は水の母であるから、これを親子というのである。このように、井穴から合穴に至るまで、互いの関係は全て相生関係である。また、陰分の経絡の井栄兪経合と陽分の経絡の井栄兪経合とを並べてこれを見ると、相剋関係になっている。相剋関係というのは、木が土を剋し、土が水を剋し、水が火を剋し、火が金を剋し、金が水を剋すといったものである。たとえば、陽経の井穴の金と陰経の井穴の木とを並べてこれを見ると、相剋関係になっているのである。この陰経の井穴と陽経の井穴とを並べる例と同じように、栄穴から合穴までを並べ合わせてこれを見ると、全てそれぞれに相剋関係となっている。この関係をまた夫婦ともいうのである。

この井栄兪経合は、それぞれ五種類の病を治療することを主どるので、古人はもっぱら井栄兪経合を用いて病を治療したといわれている。この井穴が治療する病を《難経》では、井は心下満を主どり、肝木の病である、とある。この心下満というのは、心下が塞がり満ちて痞《つか》えていることをいうのである。なぜかというと、肝の臓の性は木であり脾の臓の性は土であって、心下は脾の主どるところなので、肝の臓が木剋土と土を剋したために生ずる病だからである。これを治療する場合に井穴を用いて鍼を刺すのである。井穴も木を主どるからである。栄穴は身熱を治療するといわれている。なぜかというと、心の臓の性は火であり、栄穴も火を主どる。ゆえにこの病を治療する場合に栄穴を用いて鍼を刺すのである。これは全て心火の病だからである。兪穴は体重節痛するものを治療するといわれている。身体が重く節々が痛むということについて《内経》には、脾は四肢を主どる、とあることから考えると、脾の臓の気が不足するときは、手足に力がなくなるため、身体が重くなるのであろう。また、土は湿気であり、濁る物を湿気とするのであるから、土の性は重いものである。《内経》に、湿気は人の肌肉筋脈《きにくきんみゃく》を傷る、とある。手足や全身の節々の気血は非常に清らかでなければ、痞《つか》えて循り難くなるものである。湿は土気であり重く濁った気であるため、節々に滞り易く、動き難いものである。このような病を治療するために、兪穴を用いて鍼を刺すのである。兪穴が土を主どるためである。経穴は喘咳《ぜいがい》寒熱するものを治療するといわれている。喘咳寒熱とは、喉がいがらくなったり咳嗽したり発熱悪寒するもののことである。なぜかというと、肺の臓の性は金であり、経穴も金を主どるために、このような病を治療する場合に経穴を用いて鍼を刺すのである。肺金の病だからである。合穴は逆気して泄するものを治療するといわれている。ここでいう逆とは、気が逆上することである。腎は水であるから升ることはないわけだが、腎中の命門の陽気は全身の陽気の根本である。一般的に陽の性は逆上するものなので、腎の積を奔豚《ほんとん》といい、この積をすなわち腎気の逆上とするのである。泄するとは、大便が下るもののことをいう。なぜかというと、腎の臓の性は水である。合穴も水を主どるために、こういった病を治療する場合に合穴を用いて鍼を刺すのである。これは全て腎水の病である。思うに腎の臓は、脾胃を統括し引き締めるものとしてその下部を主どる。ゆえに《内経》に、腎は胃の関である、とあり、これによって腎が下部を主どり脾胃を統括し引き締めるものであることを明確にしているのである。このようなことから、合穴には大便が下ることを主どると言っているのである。古人がもっぱら井栄兪経合を用いることによって病を治療するということには、このような次第があるのである。

《難経》に、春に井穴に鍼を刺すのは、邪気が肝の臓にあるからである。夏に栄穴に鍼を刺すのは、邪気が心の臓にあるからである。土用に兪穴に鍼を刺すのは、邪気が脾の臓にあるからである。秋に経穴に鍼を刺すのは、邪気が肺の臓にあるからである。冬に合穴に鍼を刺すのは、邪気が腎の臓にあるからである。とある。このように、春には井穴夏には栄穴秋には経穴冬には合穴土用には兪穴を刺すと言うのはなぜかというと。肝の臓の性は木であり、木は春を主どるのでその邪気が肝の臓にある。そのため、春の病は井穴に鍼を刺すのである、井穴もまた木を主どり肝の臓に属するからである。心の臓の性は火であり、火は夏を主どるのでその邪気が心の臓にある。そのため、夏の病は栄穴に鍼を刺すのである、栄穴もまた火を主どり心の臓に属するからである。脾の臓の性は土であり、土は季の夏を主どる、季の夏とは土用のことであり、その邪気が脾の臓にある。そのため、土用の病は兪穴に鍼を刺すのである、兪穴もまた土を主どり脾の臓に属するからである。肺の臓の性は金であり、金は秋を主どるのでその邪気が肺の臓にある。そのため、秋の病は経穴に鍼を刺すのである、経穴もまた金を主どり肺の臓に属するからである。腎の臓の性は水であり、水は冬を主どるのでその邪気が腎の臓にある。そのため、冬の病は合穴に鍼を刺すのである、合穴もまた水を主どり腎の臓に属するからである。

ある人が聞いて言った、「四時を五臓にたとえれば、春は肝・夏は心・土用は脾・秋は肺・冬は腎であり、これらはそれぞれの四時を主どりその時期には非常に旺《さか》んになっている気であります。旺ずるものは邪を受けず、と《難経》には書かれています。もし春は肝の井穴・夏は心の栄穴・土用には脾の兪穴・秋には肺の経穴・冬には腎の合穴に鍼を刺して邪を避けるというのであれば、旺ずるものが邪を受けることになりますが、これをどう考えたらよいのでしょうか。」と。答えて言った。「旺ずるとは、その時を主どりその位にあることである。前に語っている邪気というのは、外から来る邪気のことではなくその時期に旺じその時期を主どる気が亢じすぎたものである。その時期の旺ずる気が平和であるということは、その位相応の旺じかたで無病安穏の状態であるが、その時期の旺ずる気が亢盛になりすぎるときは反って病であり邪気として把えるのである。そのため、その気が亢じているものに鍼をして平和にさせ、その時期の旺ずる気を助けるのである。前に、五臓の邪気を井栄兪経合に鍼刺して避けると言ったときの邪気は、外から来る邪気ではない。旺ずるものは邪を受けず、とある邪は外から来る邪である。この篇の始めから終までよく読んで考えていけば、井栄兪経合のことを詳細に理解することができるであろう。」

五臓が五臭五声五色五味五液を主どるということ

五臭とは五つの臭いのことである。たとえば心の臓は全ての臭いを主どる。なぜかというと、心の臓の性は火であり、どのようなものでも火に入れて焼くと香りがでる。ゆえに心の臓は全ての臭いを主どるのである。

肺の臓は全ての声を主どる。なぜかというと、肺の臓の性は金である。金は音が高いものなので、肺の臓は全ての声を主どるのである。

肝の臓は全ての色を主どる。なぜかというと、肝の臓の性は木である。木は春を主どるため他のどのようなものよりも草木は色が深い。ゆえに肝の臓は全ての色を主どるのである。

脾の臓は全ての味わいを主どる。なぜかというと、脾の臓の性は土である。五味は五穀からでる味わいであり、五穀は土から生ずる。ゆえに脾の臓は全ての味わいを主どるのである。

腎の臓は全ての液を主どる。なぜかというと、腎は水を主どるからである。

このように、心は臭いを主どり、肺は声を主どり、肝は色を主どり、脾は味わいを主どり、腎は液を主どるけれども、さらにまた一臓の中にも五臭五声五色五味五液がある。たとえば、肝の臓の病は、色青く香り臭い匂いがし、人を呼ぶ声も肝であり、声を出さずに泣く涙も肝である、酸味も肝である。心の臓の性は、色赤く焦げ臭い、笑い声も心であり、汗の出るのも心である、苦味も心である。脾の臓の性は、香しい匂いがし、色は黄、甘い味も脾であり、歌を歌い、涎も脾である。肺の臓の性は、色白く、辛味は肺である、憂える声も肺であり鼻水が出るのも、生臭いのも肺である。腎の臓の性は、色黒く、鹹味は腎である、うなる声も、腐れ臭いのも腎であり、尿も腎である。このように一臓の中に五つの主どるところがある。五臓を合わせて二十五となり、一臓の中に万病があると言っても、止まる所は五行である。

脉のこと

脉は、古くは人迎気口を候って内傷と外感とを診分けていたが、その後手を三部に分けその一部ごとに浮中沈を分けて候い、上焦中焦下焦と五臓六腑とをよく考えて、病の軽重・太過・不及・生死を識るようになった。寸口・関上・尺中を

表3　五臓の色体表　その二

	主どるもの	病むとどうなるか				
肝	色	青	香り臭い	人を呼ぶ声	声を出さずに泣く	酸味
心	臭い	赤	焦げ臭い	笑い声	汗が出る	苦味
脾	味わい	黄	香ばしい	歌を歌う	涎	甘味
肺	声	白	生臭い	憂える声	鼻水	辛味
腎	液	黒	腐れ臭い	うなる声	尿	鹹味

定めるには、先ず脈所の高骨〔橈骨茎状突起〕の正中をよく探り、医師の中指を高骨の下に当てたその場所を関上という。高骨とは俗に言う踝のところである。この関上の部位を正しく定めて食指を中指と並べて当て、その部位を寸口という。関上の後ろに関指を当てる、これを尺中という。この三ヶ所に三本の指を当て、浮位では腑の病を候い、深く押して臓の病を知り、中位まで押して胃の元気を診ていくのである。これを浮中沈という。

寸口は上焦であり陽であり天に象《かたど》る。この寸口を診ることによって胸から頭に至るまでの病を候う。関上は中焦であり半陽半陰であり人に象る。この関上を診ることによって胸から臍に至るまでの病を候う。尺中は下焦であり陰であり地に象る。この尺中を診ることによって、臍から足に至るまでの病を候う。寸口を陽脈とし、尺中を陰脈とする。ゆえに関上は、寸口と尺中との間の陰陽の境目と言うのである。寸関尺の脈の座は全部で一寸九分である。

さて、背の高い人の脈を取るには、医師の指の間を広げて脈の部位を広く取るようにする。背の低い人の脈を取るには、医師の指の間を狭くして脈の部位を詰めて取るのである。

左の手の寸口の脈を心小腸として取り、関上の脈を肝胆として取り、尺中の脈を腎膀胱として取る。右の手の寸口の脈を肺大腸として取り、関上の脈を脾胃として取り、尺中の脈を命門三焦として取る。左の手の三部で臓腑を診るには、指を軽く浮かせて小腸胆膀胱の三腑を候い、指を重く押して心肝腎の三臓を診る。右の手の三部で臓腑を診るには、指を軽く浮かせて大腸胃三焦の三腑を候い、指を重く押して肺脾命門の三臓を診る。腑は陽なので軽く候い、臓は陰なので重く押すのである。陽は外を主どり、陰は内を主どるからである。

脉には二十四脉や七死の脉があるが、名医であってもこれを弁別することは困難であると、中国の書物にも書かれている。今の医者にあってはなおさらのことであるから、ただ人迎気口の中で浮沈遅数弦緊結伏の八脉を明確に取り分けることによって病の源を把えていくべきである。

人迎の脉は、左の手の寸口と関上の間であると、王叔和の《脉経》には書かれている。しかし、人迎の脉を寸口と関上の間だけで見分けることは困難なので、今、これを検議して左の寸口全てを人迎と定め、右の寸口全てを気口と定めることにする。そして、左手の人迎の脉が、右手の気口の脉

表4　六部定位の脉診の図

左手			右手
小腸	寸口	浮位	大腸
心		沈位	肺
人迎の脉	寸口と関上の間		気口の脉
胆	関上	浮位	胃
肝		沈位	脾
膀胱	尺中	浮位	三焦
腎		沈位	命門

より緊で強く打っていれば、外感の病であると判断する。外感とは外から入ってくる病であり、四時の気や・風寒・暑気・湿気・熱燥の気などによってなる病である。右手の気口の脈が、左手の人迎の脈より緊で強く打っていれば、内傷の病であると判断する。内傷とは内から傷れ損ずることであり、たとえば飲食を摂取し過ぎて腹中を損じ・怒りすぎて肝の臓を傷り・喜びすぎて心の臓を傷り・患い過ぎて肺の臓を傷り・思いすぎて脾の臓を傷り・恐れすぎて腎の臓を傷り・知恵や才覚を過ごして神を削られるといった類の病である。よく考えて弁別していくべきである。

浮脈とは、浮いて打つ脈である。指を皮膚に軽く触れ浮かべて取るのである。浮いて力があるものは、風邪を引いてこめかみが痛み・項が振るえ・身体に熱があり・眩暈があると知るべきである。浮いて力がないものは、虚して小便が黄色く・発汗し易く・少しずつ発熱してくる病であると知るべきである。また、掌が熱いこともある。

沈脈とは、沈んで打つ脈である。沈んで力があるものは、常時便秘して腹中に気積があり実している証であると知るべきである。沈んで力がないものは、土の上などに寝て全身が重く・腰や足が痛み・脹満が出てくる人であると知るべきである。

遅脈とは、遅く打つ脈である。遅く打って力があるものは、寒邪によってひどく傷られたもので、全身指まで振るえて手足の先から冷えが升っている人であると知るべきである。遅く打って力がないものは、腎が虚して養生をせずに小便頻数となり、下焦が冷えた人であると知るべきである。

数脉とは、速く数を打つ脉である。速く打ち力があるものは、傷寒の発熱や温病・暑気に傷られたものと知るべきである。速く打ち力がないものは、疔癰《ちょうよう》・風毒・腫・瘡《そう》・癬疥《せんかい》の病があると知るべきである。

この四脉によって諸病を候う。

弦脉とは、弓の弦を引っ張ったものを指で押すような感じのものを言う。全身の筋が引き吊るときはこの脉を打つ。浮いて弦の脉のものは瘧《ぎゃく》の病であると知るべきである。

緊脉とは、糸のように細く引き吊り指に厳しく鋭くイライラとした感じであたる脉のことであり、寸口に緊脉があれば胸より上に痛みがあると知るべきであり、尺中に緊脉があれば、下焦に痛みがあると知るべきである。左手に緊脉があれば、左に痛みがあると知るべきであり、右手に緊脉があれば、右に痛みがあると知るべきであり、両手に緊脉があれば、全身に痛みがあると知るべきである。この弦緊二脉のことは、王安道の《医経溯洄集》に詳しく記載されている。

結伏の二脉によって血塊積聚《しゃくじゅ》を知る。結脉とは、遅く打って間々に一度打ち切れ結する脉であり、伏脉とは、少しも脉を打たないので不審に思って指で脉のありそうなところを押し開くようにして取ってみると、底の方に沈んで脉が打っているようなものである。この、結伏の二脉が、左手に打つときは、左の腹に積塊があると知るべきである。右手にこの脉が打つときは、右の腹に積塊があると知るべきである。両手にこの脉を打つときは、悪脉であると知るべきである。ひどい霍乱で、吐瀉がある人には、伏脈があるものである。脾胃を温め燥かす治療によって、徐々に脈が現われてくるものである。また、常時怔忡《せいちゅう》〔胸騒ぎ：不安定な動悸が〕して痰があり痛みがある人は、結脈があるものがある。心を養い気をめぐらす治療によって、徐々に脈が続くようになるものである。結伏の脈は、悪脈か病脈かをよく判別して取り掛からねばならない。

平脈とは、無病の人の脈のことである。平脈は、その人の壮盛老弱〔年齢や体力〕によって決まってくるけれども、大体において、医師の呼息と吸息とで一息とし、呼息に二回、吸息に二回、呼吸の合間に一回合わせて五回脈打つものを平脈という。これに基づいて寒熱の脈を候うと、平脈より少し速いものが熱のある脈であり、平脈より少し遅いものが寒がある脈であると知ることができる。またこれによって気血の虚実を候うと、平脈より少し強いものを実とし、平脈より少し弱いものを虚とすることができる。しかし、太った人の脈は沈み、痩せた人の脈は浮くものであるから、こういった浮沈もよく考えて平脈であるか病脈であるかを弁別していかなければならない。

初めて脈を候う場合は、男は左手から脈を取り初めるが、このとき医師の右手によって候うのである。また、女は右手から脈を取り初めるが、このとき医師の左手によって候うのである。しかしこれは俗説であって書物には書かれていないので、確かにこうと言い切ることはできない。男女とも左に心肝腎・右に肺脾命門があるということから考えると、男女とも左手から取り初めても問題はないと思う。しかしここでは一応後世の俗説に従って、男は左手から女は右手から脈を取り初めるということにしておく。男の脈は、寸脈が常に強く尺脈が弱いものを良しとする。これは、男は陽が主どるからである。女の脈は、寸脈が常に弱く尺脈が強いものを良しとする。これは、女は陰が主どるからである。また、男の脈が女の脈のように打つものは変であり、女の脈が男の脈のように打つものも変である、とある。男の脈は常に太く、女の脈は常に細い、これは陰陽の道理である。

女の脈を候って、居経《きょけい》なのか妊娠しているのかを弁別することは非常に重要なことである。生理が止まって後、平脈より少し弱く、寸脈が細かに五回ほど打ち、脈が全く絶えることがないものを妊娠の脈と知るべきである。三部の脈が甚だしく動じ、押すと産門に出るものは妊娠に類似した脈である。産門とは尺中の外のことをいう。また、寸脈も関脈もよく整っていても、尺中だけが指の下で渋って絶している場合は居経の煩いである。居経とは、生理が一ヵ月も三ヵ月も遅れて起こり、ついには妊娠することなく気が常に煩わしく食欲がなくいつも物思いに耽《ふけ》っていて欝のような症状を呈するものである。これは血塊積聚の類に属する。臨産離経の脈を候うというとき、この離は離れるという意味であり、経は常という意味である。つまり、常の状態から離れるということである。前に語ったように、人の脈は呼吸する一息の間に五回打つのが正常である。しかし呼吸する一息の間に六回打つものは、速く常を離れたものである。また、呼吸する一息の間に三回打つものは、遅く常を離れたものである。常とは平脈のことであり、離れるとは平脈とは異なるということをいうのである。また、脈が非常に細く沈んでいて骨について打ち、強く按ずると底力があって数珠玉などを撫でるように粒粒と手に触れるものをまた離経の脈という。この三種類の脈は、全て臨産の脈である。このような脈を打ってから、額に冷や汗が出腰や腹が強く痛むものは、出産する兆しであると知るべきである。またたとえ腰や腹が痛んだとしても、時々痛むのみですぐ止まり、離経の脈が現われていない場合はまだ出産しない。医師はこれをよく見分けねばならない。

小児の脈は九歳から取るという説もあり、七八歳から取るという説もあり、また男は五歳女は六歳から取るという説もある。しかし、三歳以内は虎口の紋を診るとあるのだから、四歳から脈を候うべきであろう。そのような小児を診る場合は、医師の拇指で小児の寸関尺を一度に診て、呼吸の一息につき七八回脈が打つものを平脈とし、九回十回脈を打つものを病脈とするのである。また、一説には、六回脈を打つものを平脈とし、七八回脈を打つものを病脈とするものもある。これは、呉崑《ごこん》の《脈語》に著されている。虎口の紋の診察法についてはどの本にでも詳しく書かれているので略す。また、小児の脈の見方には額脈というものがある。額脈の額はひたいと読む。医師の手で小児の額の鋭背の上の通りに食指を上にして中指無名指の三本の指を横に並べて診て、三本の指全てが熱いものは風寒に冒されている症であり、三本の指全てが冷えるものは吐瀉がある症であり、食指だけが熱するものは胸中が苦しむ症であり、無名指だけが熱いものは飲んだ乳が消化できない症であり、無名指と中指との二本が熱いものは、上熱下寒の症であると知るのである。この額脈のことは、《医学入門》に記載されている。

托物《つきもの》祟物《たたりもの》の脈は以下のとおりである。脈の来る度ごとに太かったり細かったり速かったり遅かったりと一定しないものは、托物によるものである。托物とは、狐や狸あるいは獣や天地の悪気などにあたったものであり、全て人に災いをなすものである。祟物とは、宗廟神霊の祟りである。脈は同じである。

悪脈とは、たとえば熱証の病であるのに脈は遅かったり、寒証の病であるのに脈は速かったりするように、病と脈とが相反するもののことである。《内経》に、病脈相反するものは死す、とあるのはこれのことである。脈が、切れたり続いたり結したり解けたりするようなものは、全て死脈である。

二十四脈とは、七表八裏九道のことである。七表とは、浮芤滑実弦緊洪の脈状のことであり、八裏とは、微沈緩濇遅伏軟弱の脈状のことであり、九道の脈とは、細数動虚促結代散革の脈状のことである。七死の脈には、弾石《だんせき》・解索《かいさく》・雀啄《じゃくたく》・屋漏《おくろう》・蝦遊《かゆう》・魚翔《ぎょしょう》・釜沸《ふふつ》がある。弾石とは、指で小石を弾き残るという意味であり、脈の形が医師の指に堅くあたるほど強く按じて探してみると、指の下に散失してなくなってしまうものである。解索とは、たとえば草木の枝を縄で結束し、その結束した縄が解けて束ねていた枝があちこち乱れるように、脈に締りがなくさばけて二筋にも三筋にも打つ脈のことである。雀啄とは、雀がついばむように、脈が啄啄と三回も五回も打つかと思えば、スッと途切れて暫く間が空きまた先ほどのように打つものをいう。鳥が餌を食べるときに、くちばしでチョチョチョとつついて急に止めあたりを見回してまたチョチョチョとつつくのに似ているのでこのように名付けている。屋漏は、脉を一回打った後、四五回打つほども間が空いてもはや途切れたかと思ったころにまた打つもので、脉動が長い間途切れる脉である。雨が漏れ落ちるような感じである。蝦遊の脉の状態はは、三部とも浮脉で、浮いて打つかと思ってみているとスッと沈み、もう浮いてこないかと思ってみているとまたスッと浮いて出てくる脉である。ちょうど蛙が水の上を泳ぐような感じであり、また一説には海老《えび》〔蝦〕が泳ぐような感じでもあるといわれている。魚翔は、脉の形が三部とも全て異なり、寸関はなくて尺中だけかすかにあるかと思えば、またなくなり、ないかと思えばまた少しちらつく。根のない脉である。釜沸は、釜の湯が沸き返るように、尺脉から進み升りホカホカと指の下に張り上げるようにうごめいて打つ脉である。

この篇の初めに、人迎気口の脉を候い内傷と外感を弁別すると言ったのはどうしてかというと、内外の陰陽を定める場合、外を陽とし内を陰とし、外感は外から入る病なのでこれを陽病とし、内傷は内から出る病なのでこれを陰病としたのである。人迎は足の陽明胃経の経穴であり喉の両側動脉の拍動部にある。胃の腑は六腑の大元と言われているので、人迎の脉によって六腑を候い外感を診るのである。これは六腑が陽であるためにこうなっているのである。古に気口の脉と言えば、今の医師が候う寸関尺の左右とも全てを気口と言っていた。《内経》には、この気口の脉を取ることによって五臓を候い内傷を知ることができるのは、気口の脉は手の太陰肺経の流れる所であり、肺は百脉を朝会するからである、とある。この百脉を朝会するとは、諸経の気が集まるところという意味である。ゆえに気口の脉は、諸経の気が全て集まる所なので、五臓を候い内傷を知ることができるのである、と《内経》にはある。これは皆な、五臓は陰であり六腑は陽であるためにこうなっているのである。もともと《内経》には、喉の人迎・手の寸口・足の太谿趺上の脉を取って上焦・中焦・下焦を候うとある。しかしその後、寸関尺の三部の脉を取って五臓六腑・上焦・中焦・下焦を候うことは、《難経》における秦越人《しんえつじん》の発明である。しかし秦越人は、古の人迎気口の二脉を手の寸口の脉に模して人迎気口と名付けることはしなかった。これは、《難経》の後の晋の王叔和《おうしゅくか》がその《脉経》で気口人迎を述べて、左の寸口と関上との間を人迎と定め、右の寸口と関上との間を気口と定める、としたのである。このように、脉のことは先ず《内経》《難経》をよく理解して後、王叔和の《脉経》を読むと審《つまび》らかに理解することができる。

［医学節用集　終り］

附録・《鍼灸大成》にみる虎口三関の診法

三関とは、手の示指の基節骨・中節骨・末節骨の内側部分のことである。このうち、基節骨の部分を風寒と言い寅の位とし、中節骨の部分を気関と言い卯の位とし、末節骨の部分を命関と言い辰の位とする。

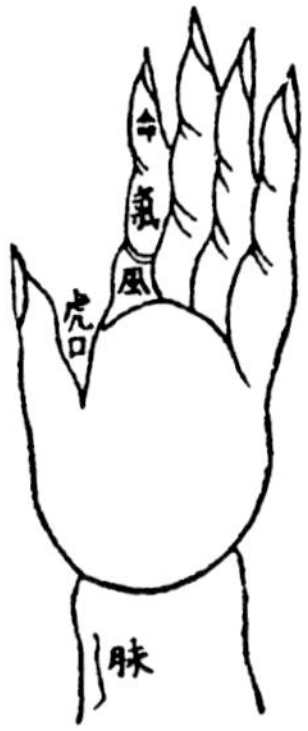

図30　虎口三関の図

新生児は、五臓の血気がまだ安定していないので、呼吸数も非常に多い。ゆえに、虎口の色脈の状態をよく観察することが、病状を診断する要となるのである。男児は左手を観察し、女児は右手を観察する。これは、左手が陽に属し男も陽を主とし、右手が陰に属し女も陰を主とするからである。しかし、男女はもともと一つの全体としての身体を持っており、同じように陰陽を具えているのであるから、両手とも観察すべきである。また、左手の紋は心肝に応じ、右手の紋は脾肺に応ずるというふうに診ていくのである。このようなことを心得ていれば、虎口三関の診察法を自由自在に使っていくことができるようになる。

病にかかり初めの頃、紋が虎口に出る場合は、先ず風関に紅色で出る。それが伝わって気関に至ると色も赤や紫になる。病となってその色が紫青を越えるとその病熱が深く重くなっていることを表わしている。その色が青黒くなったり、青くて紋が乱れているような場合は、その病勢はますます甚だしくなっており、もし紋が純黒になっていれば、すでに非常に危険で治療することもできないような状態である。また、紋が、風関に留まっているようなものは治療し易い。気関を越えてくるようなものは治療し難くなる。三関とも通して紋があるものは治療することはできない。古人が、「病を得て風関にあるものはまだ治療することができる。気関命関に伝入して留まると治療し難く久病となり易い。」と語っているのはこのことである。

紋の色が紅いものは軽い風熱であり、赤いものは風熱が盛んであり、紫のものは驚熱であり、青いものは驚積である。青と赤が相半ばするものは驚積と風熱とがともにあるものであり、急驚風のものに多い。青くて淡い紫で伸縮して去来するものは、慢驚風のものに多い。もし四足驚であれば、三関が必ず青くなっている。水驚であれば、三関が必ず黒くなっている。人驚であれば、三関が必ず赤くなっている。雷驚であれば、必ず黄色くなっている。青や紅の線のような紋が一直線にあるものは、乳食によって脾が傷られ発熱して驚となったものである。左右が同じものは、驚と積とに同時になっているのである。三叉したり散じるような紋のものは、肺に風痰を生じたものである。また、鼻声になり青色の紋があるものは、傷寒によって咳が出ているものである。紅火のような紋が出ているものを瀉したために、紋に黒を兼ね、渇が加わって虚さず、虎口の脈紋が乱れるものは、気が和していないからである。脈紋には黄・紅・紫・黒・黄紅の五色があるが、色だけで形が明瞭でないものは心配いらない。しかし、形があればそれは病脈である。その病が盛んになれば色脈も変化する。黄色が盛んになれば紅くなり、紅が盛んになれば紫になり、紫が盛んになれば青くなり、青が盛んになれば黒くなる。全くの黒になれば治療することが困難になってくる。その形に関して弁じ分けると、以下の通りとなる。

一、流珠

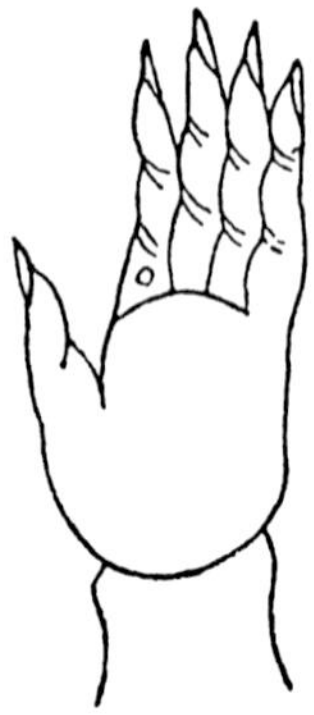

図31

ただ一点に紅色があるものである。膈熱を主どる。三焦が和さず、飲食に傷られ、吐瀉しようとし、腸が鳴り自利し、煩躁してひどく泣く。宿食を消すようにするとよい。脾胃を補う。

一、関珠

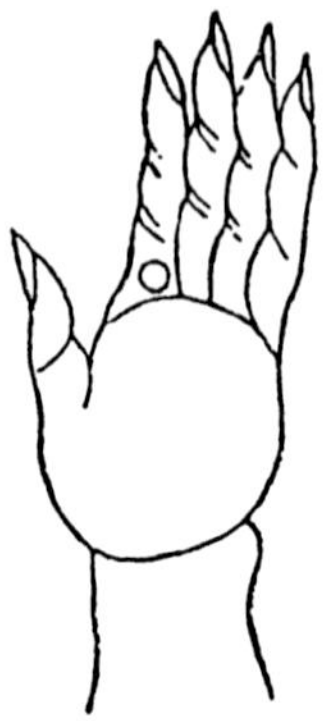

図32

流珠より大きい。脾虚による停食を主どる。胸腹が脹満し、煩渇し発熱する。脾胃を健やかにするとよい。宿食を消して気を調える。

一、長珠

片方の頭が大きくもう一方は小さい。脾が飲食に傷られていることを主どる。積滞によって腹痛し、寒熱して食事をとれない。宿食を消して胃を健やかにするとよい。

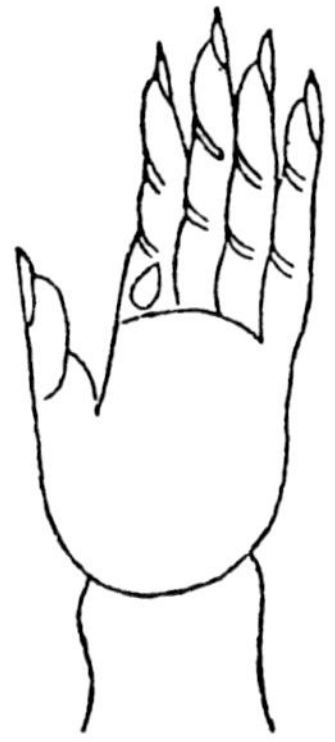

図33

一、来蛇

下側の頭が粗大である。脾胃の湿熱を主どる。中脘が利せず乾嘔して食事をとることができない。これは疳邪が内にあるためになっているのである。宿食を瀉すとよい。脾胃を健補する。

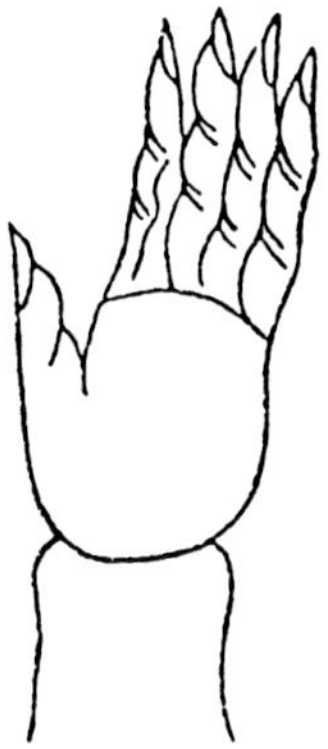

図34

一、去蛇

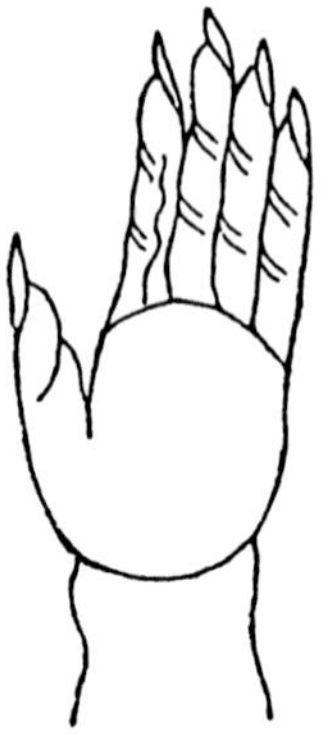

図35

上側の頭が粗大である。脾虚による冷積を主どる。吐瀉し煩渇し呼吸が短く神が困窮し、多眠となり食事をとることができない。脾胃を健やかにするとよい。積を消して先ず吐瀉を止める。

一、弓形に反り裏に湾曲して中指に向かう

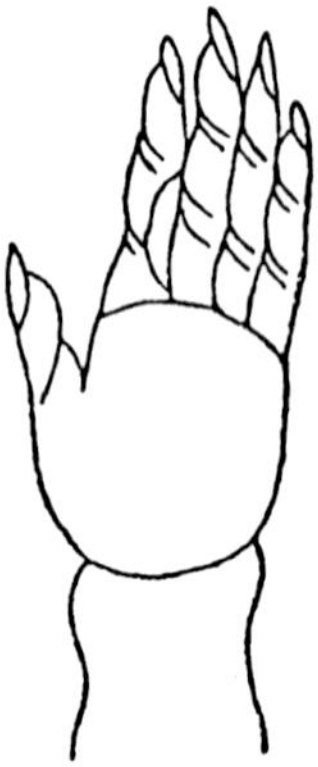

図36

寒熱の邪気に感じたことを主どる。頭目が昏重し、心神が驚悸し、倦怠し、四肢がやや冷え、小便が赤色であり、咳嗽し吐逆する。発汗によって驚を逐うとよい。心下を開き、脾気を高め肺気を落ち着かせる。

一、弓形に反り外に湾曲して大指に向かう

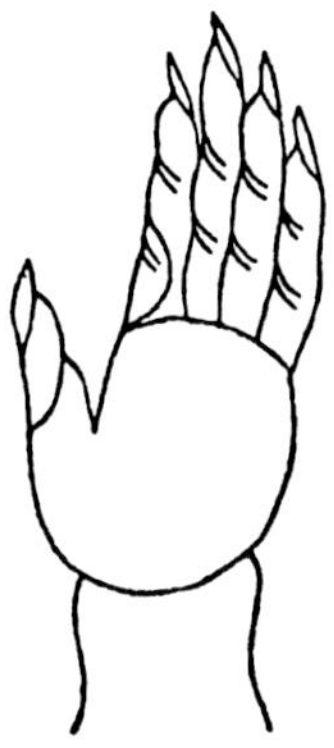

図37

痰熱を主どる。心神が恍惚となって発熱し、驚と宿食とを兼ねる、風癇となる。紋が内側に向いているものは吉であり、外側に向いているものは凶である。

一、槍形

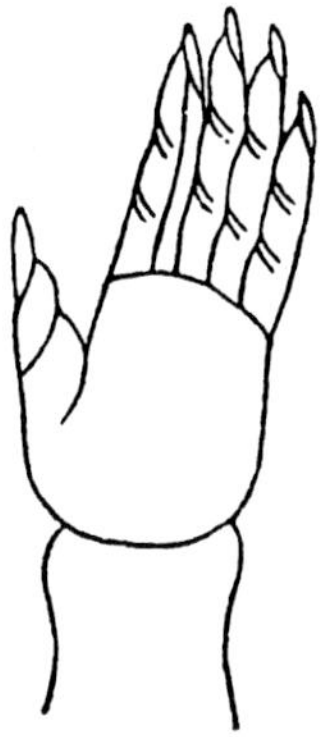

図38

風熱を主どる。痰を発し搐をなす。

一、針形

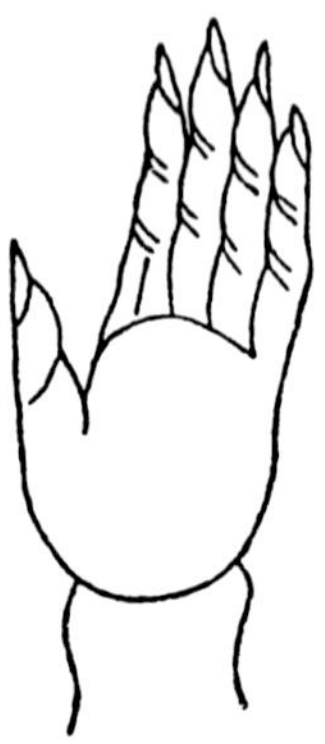

図39

心肝の熱が極まって風を生じたものを主どる。驚悸して突然悶え、ぐったりして食事をとることができず、痰が非常に盛んになって搐を発する。また、針は瀉痢を主どるとも言う。

一、魚骨形

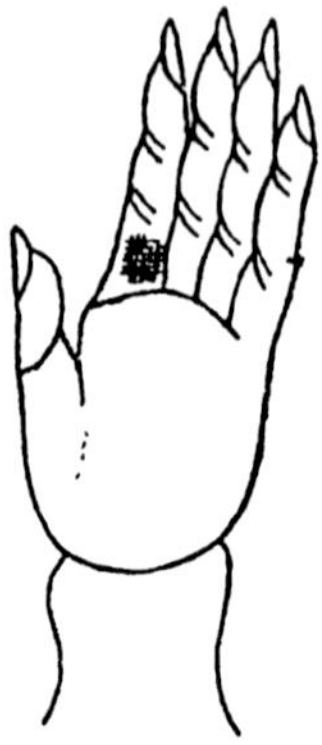

図40

驚痰発熱を主どる。甚だしければ痰が非常に盛んになって搐を発し、食事をとることができなくなる。これは、肝気が非常に盛んになったために脾を剋したことによるものである。驚を逐うとよい。また、痰を吐かせ痰を下させるには、再び脾を補ったり脾を制したりするとよい。

一、魚刺

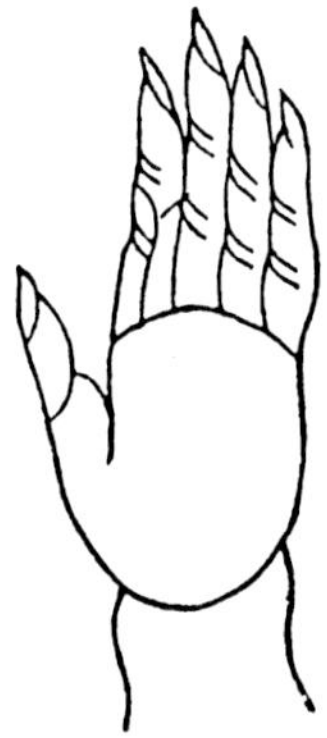

図41

風関にあれば驚を主どり、気関にあれば疳を主どり、命関にあれば虚を主どる。治し難い。

一、水字形

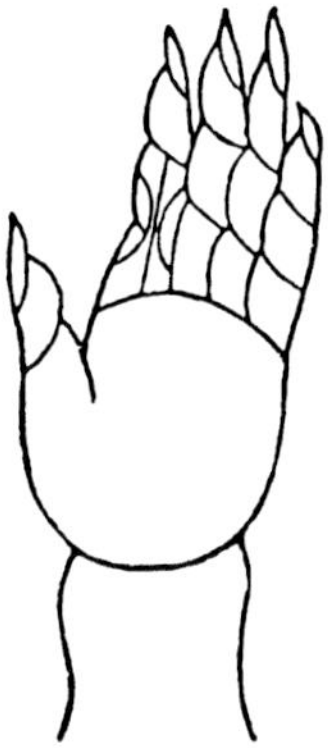

図42

驚風食積を主どる。煩躁し突然悶え食欲が減少し、夜泣きし、痰が非常に多く、口噤して搐搦する。これは脾気が虚して積滞し、木が土を剋したものである。また、水字は肺疾であり、驚風が肺に入ったものである、とも言われている。

一、乙字

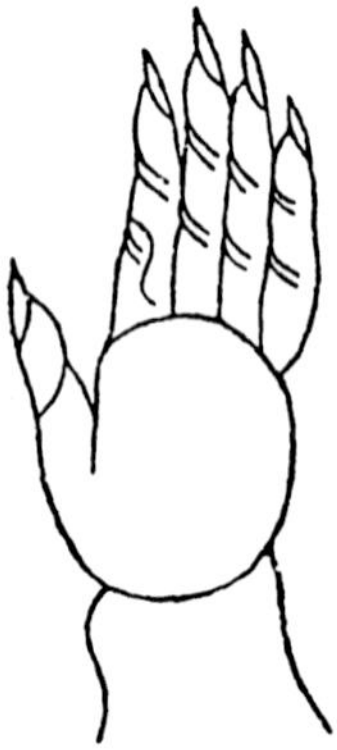

図43

風関にあれば肝驚を主どる。気関にあれば急驚を主どる。命関にあれば慢驚脾風を主どる。

一、曲虫

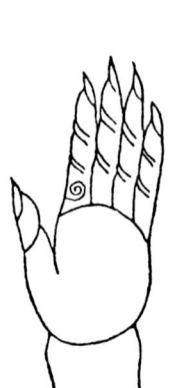

図44

肝の病の甚だしいものである。

一、環のような形 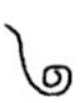 腎に毒がある。

曲がって裏に向かう (気疳を主どる。

曲がって外に向かう) 風疳を主どる。

斜めに右に向かう ＼ 傷寒を主どる。

斜めに左に向かう ／ 傷風を主どる。

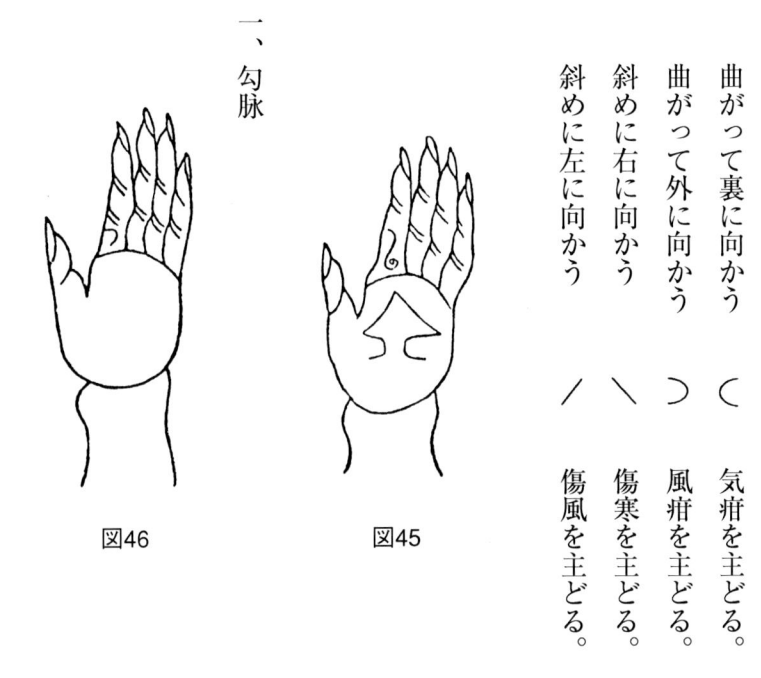

図45

一、勾脈

図46

傷寒を主どる。

一、長虫

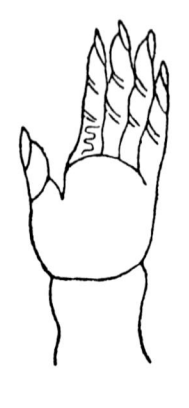

図47

傷冷を主どる。

一、くねるような形

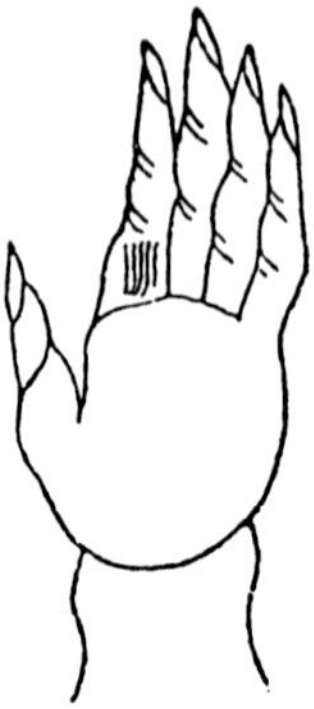

図48

心虫が動いたものである。

一、三関を貫いて指を射る

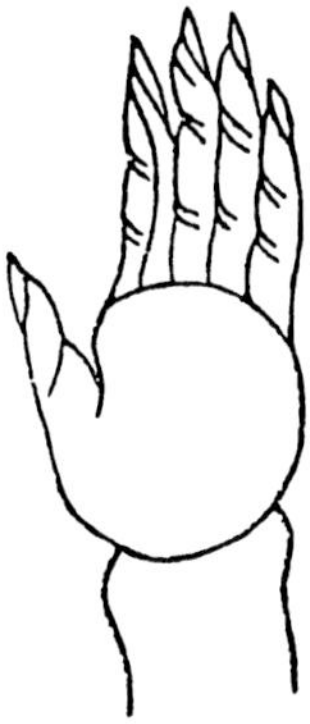
図49

裏に向かって指を射ているものである。驚風を主どる。痰熱が胸膈に聚まり脾肺を損傷し、再び痰熱が聚まったものである。脾肺を清するとよい。痰涎を化す。

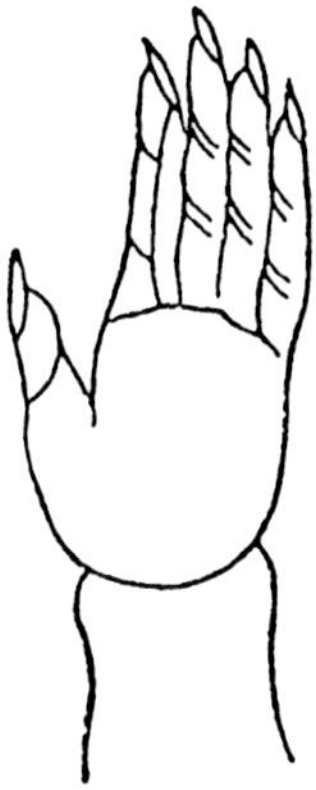
図50

一、三関を貫いて甲を射る

外に向かって甲を射ているものである。驚風の悪症を主どる。驚を受けて経絡に伝わり風熱を発したものである。十人のうち一人生きるかどうかというところである。

一、青白紫の筋が無名指の三関にあるものは治療し難い。中指の三関にあるものは治療し易い。

訳者あとがき

杉山流三部書の現代語版をお送りします。もともと読誦に便利なように書かれているものですから、それほど難解なものではありません。ただ句読点の場所に問題があったり、ところどころ現代人には耳慣れない言葉や言い回しが出てきたりします。そういった部分を平易に書き改め、原文の意を損なわないだけでなく、原文の意をより深く明確に表現できるように苦心したつもりです。また、経穴の部位に関しては、できる限り原文に忠実に記載することによって、どのような穴の把え方を杉山流ではしていたのか見えてくるよう配慮しています。

杉山流は、《素問》《霊枢》《難経》を中心として構成されています。一時期《難経》一辺倒であった鍼灸界が現代日本に存在したことを考えると、はるかに深い奥行きを杉山流は持っていると言うべきでしょう。もともと経典の言葉は、実際に臨床をしていく過程で始めて読み取ることができるものなのでしょうが、杉山流においてはそれも含めてかなり整合性のある体系になっていると思います。ただ、経絡の系統が経穴との関係でしか述べられていない点は、私としては非常に不満が残ります。経絡は、臓腑を始めとしていろいろな器官とも関係しており、また経脈と絡脈以外にも経筋・経別・皮部・奇経など非常に多岐に渡った複雑な相互関係が古典には記載されているのですから、その部分に触れられていないということは、問題であると言わざるを得ません。また人体を構造的に把えるにはこの他に、気血の問題や臓腑の相互関係をもっと有機的に把えていく必要があると思うのですが、そのことについてもまだ積極的な記載がなされておりません。このように記載の足りない部分はありますけれども、その理論において西洋医学に追従しているような現代の鍼灸界に対しては、裨益するところ非常に大であると言うべきでしょう。この書を詳しく読み込んでいくならば、少なくとも、鍼とは何か、どのように考えて鍼を打っていくのか、ということの基礎を理解することができます。このような基本的な書が、江戸時代に書かれているということは、非常な喜びです。

一九九二年七月　土用

伴　尚志

●訳者略歴

伴　尚志（ばん・たかし）

昭和31年岩手県生まれ。
昭和62年関西鍼灸柔整専門学校卒業。
あんま・マッサージ・指圧・はり師・きゅう師免許取得。
平成２年奈良にて開業。
平成３年より、
『景岳全書第一巻』・『同第三巻』（以上ライフサイエンス社）
『穴性学ハンドブック』・『杉山流三部書』（以上たにぐち書店）を発刊。
難経鉄鑑の全現代語訳、中医婦科学骨格部分の翻訳。
奇経八脉詳解（別名、経穴密語集）全現代語訳を脱稿。
中医の重要論文三篇を翻訳の上公開。
また、六妖會にて景岳研究の後、難経研究に入り現在に至る。
平成16年２月11日。現在地に移転。開業（しゃんてぃ治療院)。
平成16年９月『一元流鍼灸術の門』発刊　ゼミ開講。
平成18年『難経鉄鑑』発刊
平成20年『不妊！大作戦』監修　発刊
平成22年『医学切要指南』『医学三蔵弁解』発刊

住所：東京都大田区中央1-6-13
E-mail：ban@1gen.jp　URL：http://1gen.jp
Tel.090-3792-4146 Fax.020-4668-4459

杉山流三部書（改訂版）

2014年３月25日　第１刷発行
2023年９月30日　第２刷発行

著　者　杉山 和一
訳　者　伴　尚 志
発行者　安井 喜久江
発行所　㈱たにぐち書店
〒171－0014　東京都豊島区池袋2－68－10
TEL. 03－3980－5536　FAX. 03－3590－3630
たにぐち書店.com